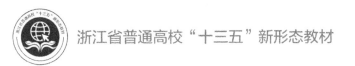
浙江省普通高校"十三五"新形态教材

NUTRIOLOGY

营养学

韩冬　徐煒

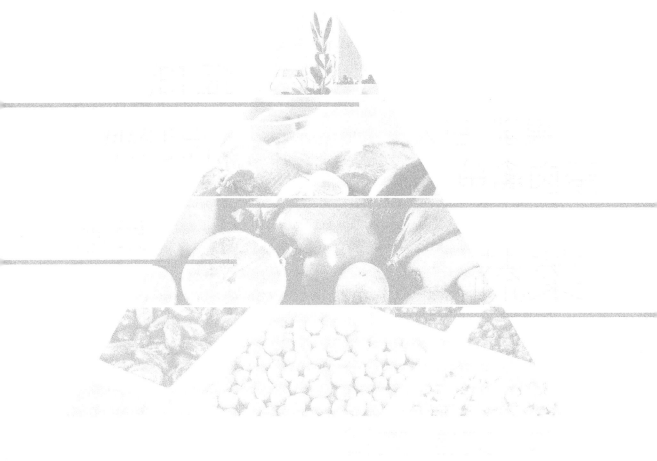

ZHEJIANG UNIVERSITY PRESS
浙江大学出版社

图书在版编目（CIP）数据

营养学 / 韩冬，徐煌主编． -- 杭州 ：浙江大学出版社，2022.1（2025.1重印）
ISBN 978-7-308-21994-5

Ⅰ．①营… Ⅱ．①韩… ②徐… Ⅲ．①营养学－高等学校－教材 Ⅳ．①R151

中国版本图书馆CIP数据核字 (2021) 第 232124 号

营养学

韩 冬 徐 煌 主编

责任编辑	秦 瑕	
责任校对	徐 霞	
封面设计	林智广告	
出版发行	浙江大学出版社	
	（杭州市天目山路148号 邮政编码 310007）	
	（网址：http://www.zjupress.com）	
排 版	杭州林智广告有限公司	
印 刷	广东虎彩云印刷有限公司绍兴分公司	
开 本	787mm×1092mm 1/16	
印 张	13.25	
字 数	223千	
版 印 次	2022年1月第1版 2025年1月第2次印刷	
书 号	ISBN 978-7-308-21994-5	
定 价	39.00元	

前　言

随着经济和社会的发展，人们对健康越来越重视，对营养学知识也更加渴求，希望得到全方位的营养指导。本教材紧紧围绕营养学的基础知识，结合临床营养工作实际，将营养学的基础知识与临床应用相结合进行编写。

本教材共有有七章，内容涉及营养素、各类食物的营养价值、各类人群的营养特点、营养配餐与膳食指南、营养不良与临床营养以及常见疾病的营养治疗。同时以二维码的形式插入了教学视频与练习题，方便学生能够利用碎片化的时间进行学习。编者希望学生通过对本教材的学习，全面掌握营养学的基础知识与基本理论，并能够理论联系实际，将所学知识运用于临床工作中，为疾病预防与的治疗做出贡献。

本教材的理论编写由嘉兴学院韩冬与徐煌完成，课程教学视频录制由嘉兴学院韩冬、徐煌、王筝、黄越燕、浙江中医药大学张婷和杭州师范大学陈齐和嘉兴市妇保院吴兰娟共同完成。在此对参与教材编写与教学视频录制的各位人员表示衷心的感谢。

教材对应的课程以共享课程的形式在智慧树网站运行，目前累积教学互动数十万余人次，欢迎广大读者点击"智慧树网（zhihuishu.com）—营养与健康"课程网址，进行在线观看与学习。

由于编者的学识与能力有限，本教材定存在不足之处，恳请广大读者对本书提出宝贵意见与建议，我们将不断地修正与完善。

目 录
CONTENTS

第一章

绪　论

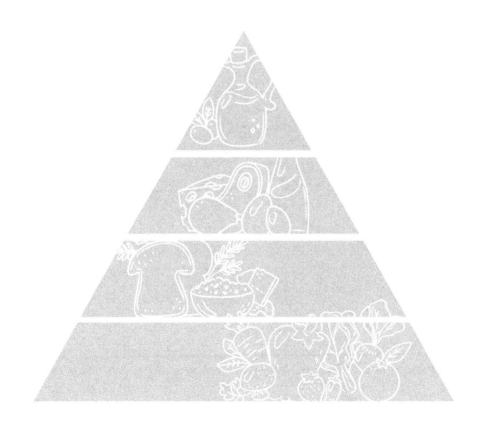

? 思考题

有一种食物的配料表

配料:小麦粉、白砂糖、食用氢化油、乳糖、全脂乳粉、起酥油、可可粉、食品添加剂(磷脂、碳酸氢钠)、酵母、食用盐、速溶咖啡粉、食用香精香料。

思考:

1. 该食品可能是什么?

2. 你认为配料中哪些是对健康有害的成分?

3. 你喜欢吃这类食物吗?

4. 举出几种类似的食物,查看配料表并进行营养评估。

第一节 概述

一、基本概念

(一)营养

营养(nutrition)是指生物从外界摄入食物,在体内经过消化、吸收、代谢以满足其自身生理功能和从事各种活动需要的必要生物学过程。

(二)营养学

营养学是研究关于食物、食物中营养素及其他成分对人体的作用或彼此之间产生的交互作用,以及其与健康和疾病发生之间平衡的学科。

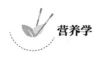

（三）膳食

膳食（diet）即人们日常食用的饮食，它是由多种食物组成的。食物可视为营养素的载体，膳食可视为含有多种营养素的多种食物的混合体。

二、膳食营养素参考摄入量

膳食营养素参考摄入量（dietary reference intakes，DRIs）是中国营养学会2000年在推荐膳食摄入量（recommended dietary allowances，RDAs）基础上发展起来的一组每日平均膳食营养素参考摄入量的参考值，是设计和评价膳食质量的标准，也是膳食指南的具体体现。DRIs包括以下4项指标。

（一）平均需要量

平均需要量（estimated average requirement，EAR）是某一特定性别、年龄及生理状况群体中50%个体对某营养素需要量的平均值。

（二）推荐摄入量

推荐摄入量（recommended nutrient intake，RNI）相当于传统的RDA，可以满足某特定群体中绝大多数（97%～98%）个体需要的长期摄入水平，可以维持组织中适当储备。

（三）适宜摄入量

适宜摄入量（adequate intake，AI）是通过观察或实验获得的健康人群某种营养素的摄入量，其准确性不如RNI。

（四）可耐受最高摄入量

可耐受最高摄入量（tolerable upper intake level，UL）是平均每日可以摄入某营养素的最高限量。该量对一般人群中几乎所有个体都是安全的。从食物、饮水及补充剂中某营养素摄入总量超过UL值越多，损害人体健康的危险性就越大。

第二节　营养素的定义、种类与功能

一、营养素的定义

营养素是指存在于饮食中的一些化学营养物质，这些物质的作用是维持生命，维护生理正常功能的运作、组织细胞新陈代谢及修补，提供婴幼儿及青春发育期等时期生长发育所需。这些营养素中有些能提供热量，有些不能提供热量，但具有调节生理的功能。有些则为身体的组成成分。有些可由身体自行合成，有些则无法合成或合成的量不足以维持身体所需，必须从食物中获取。

营养素

二、营养素的种类和功能

人体所需的营养素可分为蛋白质、碳水化合物、脂类、维生素、矿物质、水六大类。维持人体生命所需的六大类 40 余种营养素的功能各不相同，六大类营养素由于为人体维持生命所必需，故称为必需营养素。六大营养素又可分成宏量营养素和微量营养素：营养素需求量以克（g）为单位者，称为宏量营养素，例如，碳水化合物、蛋白质和脂类三种，是提供热量的营养素（表 1–1）。营养素需求量以毫克（mg）、微克（μg）为单位者，称为微量营养素，包括维生素和矿物质。微量营养素对人类的身体而言，虽然需求量很少，但若饮食摄取的营养不均衡则可能会导致摄取不足，个别营养素的功能将在后续的章节中详细叙述（表 1–2）。

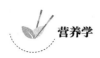

表 1-1　饮食中提供的必需营养素

产能（宏量）营养素			
碳水化合物	脂类	蛋白质	
		必需氨基酸	非必需氨基酸
葡萄糖 果糖 乳糖	胆固醇 甘油三酯 磷脂	亮氨酸 异亮氨酸 甲硫氨酸 苯丙氨酸 色氨酸 缬氨酸 苏氨酸 赖氨酸 组氨酸	甘氨酸　丙氨酸 脯氨酸　丝氨酸 半胱氨酸　天冬酰胺 谷氨酰胺　酪氨酸 天冬氨酸　谷氨酸 精氨酸

表 1-2　饮食中提供的微量营养素

维生素		矿物质		
脂溶性	水溶性	宏量	微量	不确定
维生素 A 维生素 D 维生素 E 维生素 K	硫胺素、核黄素、烟酸、泛酸、生物素、维生素 B_6、维生素 B_{12}、叶酸、维生素 C	钙、氯、镁、磷、钾、钠、硫	铬、铜、钴、氟、碘、铁、锰、钼、硒、锌	砷、硼、镍、硅、钒

营养素是维持人体健康的物质基础，营养素对于维持人体组织构成、生理功能、心理健康以及预防疾病具有重要意义，概括起来主要有 3 个方面：①供给能量；②构成和修补机体组织的原料，促进生长发育；③调节生理功能，维持体内物质代谢的动态平衡。同一种营养素可以具有多种生理功能，如蛋白质既可构成机体组织，又可供给能量。反之，不同营养素也可具有相同的生理功能，如蛋白质、脂肪和碳水化合物均属于产能营养素（表 1-3）。

表 1-3　营养素的功能

提供能量	促进生长发育	调节生理功能
脂类 碳水化合物 蛋白质	蛋白质 脂类 维生素 矿物质 水	蛋白质 脂类 维生素 矿物质 水

三、营养素缺乏与过量

营养素

（一）营养缺乏病

营养缺乏病包括蛋白质－热能营养不良、维生素A缺乏病、维生素D缺乏病、维生素B_6缺乏病（脚气病）、维生素C缺乏病（坏血病）、营养性贫血、碘缺乏病等。

（二）营养过剩或比例失调性疾病

热能、脂肪等摄入过多可致肥胖症、高脂血症、动脉粥样硬化，维生素A、维生素D及某些必需微量元素摄入过多可导致中毒；此外，营养过剩与结肠癌、乳腺癌、胃癌等有明显关系。

📚 **课外阅读**

世界卫生组织评出的十大垃圾食品

序号	食品名称	营养缺陷
1	油炸食品	食品热量高
2	罐头类食品	营养素几乎被破坏殆尽
3	腌制食品	钠盐含量超标，腌制过程中可产生大量的致癌物质亚硝胺
4	加工的肉类食品（火腿肠等）	含有亚硝酸盐，有导致癌症的潜在风险
5	肥肉和动物内脏类食物	增加患心血管疾病和恶性肿瘤（如结肠癌、乳腺癌）的发生风险
6	奶油制品	可导致体重增加，甚至出现血糖和血脂升高
7	方便面	属于高盐、高脂、低维生素、低矿物质食物，并含有反式脂肪酸、防腐剂和香精，对心血管、肝等有潜在的不利影响

续表

序号	食品名称	营养缺陷
8	烧烤类食品	含有强致癌物质 3,4- 苯并芘
9	冷冻甜点	包括冰淇淋、雪糕等，可导致肥胖，降低食欲，刺激胃肠道
10	果脯、话梅和蜜饯类食物	含有亚硝酸盐、香精、高盐分等，可致癌，损害肝，导致血压升高和肾负担加重

第二章

Chapter 2

营养素

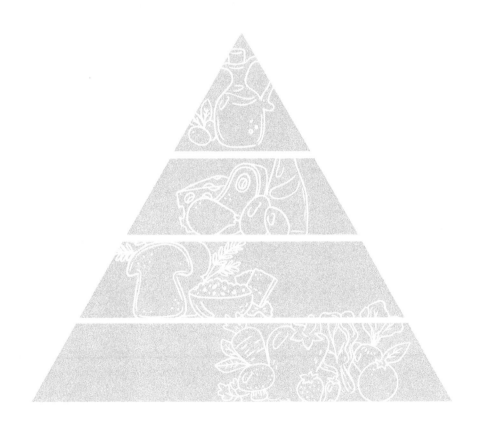

? 思考题

1.为了保证良好的营养，补品比食物更有效吗？

2.你为什么会偏好某些食物？

3.新闻和媒体有关营养信息的宣传报道是真实的吗？

第一节　蛋白质

蛋白质是由氨基酸通过肽键连接形成的生物大分子，蛋白质是一切生命的物质基础，没有蛋白质就没有生命。

一、蛋白质的功能

蛋白质

（一）构建机体和修复组织

蛋白质最重要的生理功能是构成机体组织、器官的成分。蛋白质是细胞内含量最高的固体成分，身体生长发育的过程可看作蛋白质不断积累的过程，因此蛋白质对于生长发育期的儿童尤其重要。人体内的蛋白质始终处于不断地分解和合成的动态平衡之中，成年人体内每天约有3%的蛋白质被更新。只有摄入足够的蛋白质才能维持机体组织的更新，此外身体受伤后也需要蛋白质作为修复原料。

（二）构成生理活性物质

机体有条不紊地进行各种生理活动，依赖于酶、激素、抗体等多种生理活性物质的调节。蛋白质是构成这些生理活性物质的重要成分，参与机体生理功能的调节。例如酶蛋白具有代谢调节的功能，肌球蛋白具有调节肌肉收缩的作

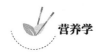

用，血液中的脂蛋白具有运输脂类物质的作用。

（三）供给能量

蛋白质与碳水化合物、脂类一起被称为三大供能营养素。在组织细胞的不断更新过程中，蛋白质可分解成氨基酸，再进一步分解产能，供能不是蛋白质的主要功能。每克食物蛋白质在体内约产生 16.7kJ（4.0kcal）的能量。人体每日所需热能有 10%～15% 来源于蛋白质。

（四）提供氮源

蛋白质在体内处于不断地合成和分解的动态平衡之中。蛋白质分解为氨基酸后，机体利用大部分氨基酸重新合成蛋白质，小部分被分解为尿素及其他代谢产物排出体外。因此，机体需每日摄入足量蛋白质以补充被分解排出的部分，来维持氮平衡。

二、限制性氨基酸和氨基酸模式

构成人体蛋白质的氨基酸有 20 余种，其中有 9 种氨基酸因人体不能合成或合成量不足，不能满足机体的需要，被称为必需氨基酸。它们分别是苏氨酸、色氨酸、苯丙氨酸、缬氨酸、赖氨酸、蛋氨酸、亮氨酸、异亮氨酸和组氨酸（为婴儿的必需氨基酸）。其余的氨基酸人体自身可以合成满足机体需要，称为非必需氨基酸。

（一）限制氨基酸

当食物蛋白质中一种或几种必需氨基酸相对含量较低或缺乏，限制了食物蛋白质中其他必需氨基酸被机体利用的程度，其营养价值降低，这些含量相对较低的必需氨基酸称为限制氨基酸（limiting amino acid，LMA），含量最低的称为第一限制氨基酸，余者以此类推。谷类蛋白质第一限制氨基酸为赖氨酸，豆类蛋白质为蛋氨酸。谷类蛋白质除缺乏赖氨酸外异亮氨酸、苯丙氨酸、苏氨酸也比较缺乏。

（二）氨基酸模式

氨基酸模式是指某种蛋白质中各种必需氨基酸的相互构成比例，在营养学上氨基酸模式反映了食物蛋白质以及人体蛋白质中必需氨基酸在种类和数量上的差异。

（三）参考蛋白质

当食物蛋白质氨基酸模式与人体蛋白质氨基酸模式越接近时，人体对食物蛋白质的利用程度就越高，该种蛋白质的营养价值也就越高。如蛋、奶、肉、鱼等以及大豆蛋白中所含有的必需氨基酸模式能满足人体需要，在营养学上称为优质蛋白质，或完全蛋白质。鸡蛋蛋白质与人体蛋白质氨基酸模式最接近，也称为参考蛋白质。

（四）蛋白质互补作用

多种食物蛋白混合食用可相互补充必需氨基酸的不足以提高整个膳食蛋白质营养价值的作用叫蛋白质互补作用。比如，将大豆和小麦同时食用，大豆蛋白可弥补小麦蛋白中赖氨酸的不足，小麦蛋白也可在一定程度上补充大豆蛋白中甲硫氨酸的不足。

实现蛋白质互补作用的方式主要包括：①植物性食物与动物性食物混合食用。少量动物性食品可补充植物性蛋白质营养上的不足，如少量的牛奶或蛋可补充谷类食物所欠缺的组氨酸。②各种植物性食物混合食用。通过混合食用各种植物性食物，可提高蛋白质的营养价值。例如，谷类的限制氨基酸为赖氨酸，但其富含甲硫氨酸；豆类的限制基酸为甲硫氨酸，但其富含赖氨酸。因此混合食用谷类或豆类食品，可充分获取赖氨酸及甲硫氨酸两种氨基酸。③将所欠缺的必需氨基酸添加于食品中，如将赖氨酸或甲硫氨酸添加于所欠缺的食品中，可弥补氨基酸的不足。

三、蛋白质的需要量

成年人的蛋白质每日建议摄入量为每千克体重1g。在青春发育期时，蛋白

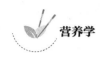

质摄入量则需提高至每人每天 1.2g；妊娠期的妇女每天增加 10g；哺乳期每天增加 15g。此外，在某些疾病情况下，比如感染、发炎或手术后，都必须适当地增加蛋白质的摄入量，以供应身体所需。

四、蛋白质的营养评估方式

（一）蛋白质利用效率

蛋白质利用效率（protein efficiency ratio，PER）是指每克蛋白质可使实验动物体重增加的量，计算公式为

PER＝动物体重增加克数/摄入食物蛋白质总克数

PER 越高者，表示该食物的蛋白质利用效率越好。一般而言 PER 大于二者即可视为优良蛋白质，例如鸡蛋的 PER 的为 4，牛奶的 PER 约为 3.1。

（二）氨基酸评分

氨基酸评分（amino acid score，AAS）是一种以化学分析来评估蛋白质营养价值的方式。此法是计算所要评估的蛋白质中某一必需氨酸的量与等量参考蛋白质同一必需氨基酸的百分比值，用以表示该氨基酸在蛋白质的氨基酸组成中所估分量。

AAS＝1g 测定蛋白质的某一必需氨基酸量（mg）/1g 参考蛋白质中所含的同一必需氨基酸量（mg）×100

（三）蛋白质生物价

蛋白质生物价（biological value，BV）反映被消化吸收后的待测蛋白质被机体利用的程度。

生物价（BV）＝［摄取氮量－（粪便氮量－代谢性氮量）－（尿氮量－内因性氮量）］/［摄取氮量－（粪便氮量－代谢性氮量）］×100

上述公式中的代谢性氮量和内因性氮量表示生物体在未摄取蛋白质时，分别由粪便和尿液中所排出的氮量。代谢性氮量主要来自消化酶、脱落肠胃黏膜

细胞及细菌等；内因性氮量指含氮代谢物质，为身体组织代谢过程中的产物，蛋白质质量越佳，则BV越高。

按此法测出常用食品BV值以蛋为最高，其值达94，而后依次为牛奶84、鱼83、牛肉74、黄豆73、糙米73、全麦面粉65、白米64，白面粉则最低，仅为52。

（四）蛋白质净利用率

食物中所含的蛋白质被吸收后，可保留在人体内的百分比（％）称为蛋白质净利用率（net protein utilization，NPU），计算公式如下：

蛋白质净利用率（NPU）＝保留氮量/摄取氮量×100

食物中蛋白质质量比较如表2-1所示。

表2-1　食物蛋白质质量比较表

蛋白质来源	氨基酸分数 /%	生物价	蛋白质净利用率 /%	蛋白质的功效比值
蛋	100	94	94	3.92
肉、鱼	66～70	74～76	57～80	2.3～3.55
牛乳	60	85	82	3.09
小麦	28～44	52～56	40	0.6～1.53
玉米	41	60	51	1.12
黄豆	28～43	71	61	2.32

五、蛋白质的营养不良

（一）蛋白质热能不足

膳食中蛋白质长期摄入不足时，可出现疲倦、贫血、血浆蛋白质下降。蛋白质缺乏在成人和儿童中都有发生，但处于生长阶段的儿童更为敏感。蛋白质缺乏常有热能不足，故称蛋白质热能营养不良。临床表现有水肿型和消瘦型两种。

1.水肿型

水肿型指能量摄入基本满足而蛋白质严重不足的营养缺乏病。主要表现为腹部、腿部水肿，虚弱，表情淡漠，生长滞缓，头发变色、变脆和易脱落，易感染其他疾病。

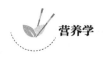

2.消瘦型

消瘦型蛋白质和能量摄入均严重不足的营养缺乏病。患者表现为消瘦无力，皮下脂肪减少或消失，易感染其他疾病而死亡。多见于非洲贫困地区儿童，成人出现蛋白质热能不足时，表现为消瘦、易疲劳、工作效率低等。

（二）蛋白质摄入过多

蛋白质摄入过多也对人体有害，尤其是动物性蛋白质摄入过多时常伴随摄入过多的饱和脂肪和胆固醇。过多的蛋白质在体内代谢分解，会增加肾的负担，还可加速骨骼中钙的丢失，易产生骨质疏松。

六、蛋白质的食物来源和参考摄入量

（一）蛋白质的食物来源

蛋白质可来自动物性与植物性食物，动物性的有奶类、肉类、鱼类、家畜类；植物性的有豆类、坚果类及谷类、根茎类。高生物价蛋白质以动物性食品中的含量居多，植物性食品中的含量则较低。动物性食物蛋白质含量高（15％～20％）、质量好，是优质蛋白质的重要来源。奶中蛋白质含量为3.0％～3.5％，但奶是婴幼儿主要的食物，因此是婴幼儿蛋白质的最佳来源。

（二）蛋白质的参考摄入量

一般植物性食物蛋白质含量不如动物性食物，如谷类食物蛋白质含量虽然较低（6％～10％），但因其是我国居民的主食，摄入量较大，所以仍是蛋白质的主要来源。豆类具有丰富的蛋白质，尤其大豆蛋白质含量高达40％左右，其氨基酸组成也较合理，体内利用率较高，是植物性蛋白质的优质来源。虽然动物性食物蛋白质含量较高，但其富含胆固醇和饱和脂肪酸；而植物性食物则多存在限制性氨基酸问题。因此，膳食中要适当进行搭配，注意蛋白质互补。中国营养学会推荐成年男、女轻体力活动者蛋白质的摄入量（RNI）值为75g/d和60g/d，中体力活动者为80g/d和70g/d，重体力活动者为90g/d和80g/d。

蛋白质

第二节　脂类

脂类

脂类是人体必需的一类营养素，分为脂肪和类脂。脂肪指三酰甘油，而类脂又分为磷脂和固醇类等。食物中的脂类95%是三酰甘油，5%是其他脂类。人体储存的脂类中三酰甘油高达99%。脂类的共同特点是具有脂溶性，不仅易溶于有机溶剂，且可溶解其他脂溶性物质，如脂溶性维生素。

一、脂类的生理功能

（一）储能供能

脂类由于其特殊的分子组成，氧化燃烧所释放出的能量高于蛋白质和碳水化合物，每克脂肪可提供给机体37.7kJ（9kcal）能量。人体在休息状态下，大约有60%的能量来自于体内脂肪，而在有氧运动或长时间饥饿时，脂肪消耗产能更多。饥饿时，人体先消耗糖原和脂肪以提供能量，这样可以减少蛋白质的消耗，起到节约蛋白质的作用。

（二）供给必需脂肪酸

必需脂肪酸指人体不能合成或合成数量不能满足机体的需要，必须从食物中摄取的脂肪酸。必需脂肪酸主要来源于植物油，部分动物性食物中也含有必需脂肪酸，如鱼肉、禽肉等。

（三）促进脂溶性维生素的消化、吸收和转运

维生素A、维生素D、维生素E、维生素K等是脂溶性维生素，对机体有重要的生理调节作用，消化吸收受到脂肪的影响。患肝、胆系统疾病时，因食物中脂类消化吸收功能障碍可发生脂溶性维生素吸收障碍，从而导致这些维生素的缺乏症。

（四）其他作用

维持体温，脂肪导热性差，储存在皮下的脂肪可以起到隔热、保温的作用；保护体内脏器，脂肪是脏器的支持和保护者，还可减少脏器之间的摩擦和振动；

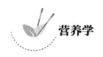

增加饱腹感，促进食欲，脂肪在胃中的排空时间长，使人不易感到饥饿；脂肪还能改变食物的感官性状，增加香味，促进人的食欲。

二、脂类的营养评价

膳食脂肪的营养价值可以从以下几个方面进行评价。

（一）脂肪的消化率

膳食脂肪的消化率与其熔点密切相关。熔点低于体温的脂肪，消化率可高达97%～98%，而熔点高于50℃的脂肪则较难消化。

（二）必需脂肪酸含量

一般植物油中亚油酸和亚麻酸的含量高于动物脂肪，营养价值也优于动物脂肪。

（三）各种脂肪酸的比例

膳食中的各类脂肪酸比例协调，才更有利于机体健康。有研究表明，膳食中饱和脂肪酸、单不饱和脂肪酸及多不饱和脂肪酸的适宜比例是1:1:1，n–6系与n–3系多不饱和脂肪酸的比例以（4～6）:1为宜。

（四）脂溶性维生素含量

植物油，尤其是各种谷物的胚油，维生素E的含量异常丰富。动物脂肪几乎不含维生素，但动物内脏特别是肝脏脂肪中含丰富的维生素A和维生素D，因而具有特别重要的营养价值。

三、食物来源和参考摄入量

（一）脂肪的食物来源

人类膳食脂肪主要来源于动物的脂肪组织、肉类以及植物的种子。动物脂肪相对含饱和脂肪酸和单不饱和脂肪酸多。植物油主要含不饱和脂肪酸。鱼、贝类食物相对含二十碳五烯酸、二十二碳六烯酸较多。含磷脂较多的食物为蛋黄、肝脏、大豆、麦胚和花生等。

（二）脂肪的参考摄入量

中国营养学会推荐成年人脂肪的适宜摄入量（AI）应占总热能的20%～30%，饱和脂肪酸应低于10%，多不饱和脂肪酸和单不饱和脂肪酸分别约占10%，胆固醇含量应低于300mg/d。

脂类

第三节　碳水化合物

一、碳水化合物的分类

碳水化合物

碳水化合物也被称为糖类，是多羟基醛或多羟基酮及其衍生物的总称。营养学上一般将其分为几类:糖（单糖、双糖、糖醇）、寡糖和多糖。单糖是最简单的糖，不能直接水解为更小分子的糖，具有酮基或醛基，具有还原性。双糖是由两分子相同或不同的单糖缩合而成，糖醇是单糖的衍生物。寡糖又称低聚糖，是3～10个单糖构成的小分子多糖，通常甜度仅有蔗糖的30%～60%。多糖是指10个以上单糖组成的大分子糖，可分为淀粉和非淀粉多糖，非淀粉多糖则指各类和各种活性多糖，如香菇多糖、茶多糖和壳聚糖等（表2-2）。

表2-2　糖的分类

种类	举例
单糖	葡萄糖、果糖和半乳糖
双糖	蔗糖、乳糖、麦芽糖
糖醇	山梨醇、甘露醇、木糖醇和麦芽糖醇
寡糖	棉籽糖、水苏糖、低聚果糖、低聚甘露糖
淀粉多糖	直链淀粉、支链淀粉和糖原
非淀粉多糖	香菇多糖、茶多糖和壳聚糖

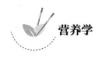

二、碳水化合物的功能

（一）储存和提供热量

糖类的主要功能是提供身体所需的热量，脑、神经系统、红细胞所需要的能量主要由代谢血中葡萄糖来提供。为了平衡血糖，应均衡摄取各类糖。被人体消化后的糖类，每克可提供4kcal的热量。

（二）避免酮症酸中毒

当人体内糖类缺乏时，身体会马上快速分解脂肪来提供能量。但脂肪酸的氧化代谢需要少量的葡萄糖，若葡萄糖不足，脂肪酸会出现氧化不完全的现象。不完全氧化脂肪会造成体内产生过多酸性的酮酸与酮体，造成酸中毒。

（三）节约蛋白质

蛋白质的主要功能是供身体组织建造及修补，但若糖类缺乏，血糖降低，为了维持血糖浓度使脑、神经系统获得充足的葡萄糖供应，人体就开始分解蛋白质，并将其代谢转变成葡萄糖，以维持体内血糖及重要器官的功能。因此，糖类也可以说具有节省蛋白质的功用，摄取充足的糖类能间接保护身体组织蛋白免于被消化分解的命运。

（四）储存糖原

葡萄糖可以合成糖原，储存在肝脏及肌肉中。肝脏中的肝糖原有助于维持血糖的稳定，肌肉中的糖原可提供肌肉活动所需能量，如运动员肌肉中糖原量增加可有效提升肌耐力。

（五）增加食品风味

各种糖类成分及其于烹调过程中所产生的反应，常被应用于提升食品甜味、风味与质感。例如，卤汁中的糖与氨基酸加热后产生褐变反应，使卤味着色并具有独特风味；番薯淀粉、玉米淀粉可用来作为食品勾芡用的黏稠剂。

三、碳水化合物的食物来源与需要量

（一）食物来源

糖类的食物来源包含植物性食物来源与动物性食物来源。植物性食物来源有五谷类、根茎类、豆类、坚果类、蔬菜类、水果类等；动物性食物来源则包括乳类、乳制品等。

（二）需要量

糖类是人类饮食中最重要的营养来源之一，中国营养学会建议糖类的摄取量应占每日摄取总热量的 50%～60%，其中精制糖不应超过 10%。

▣碳水化合物

第四节　能量

能量为维持人体生命活动代谢所需，而食物中的糖类、蛋白质、脂肪经消化、吸收后产生能量。若能量摄取不足或过量，都将对身体产生负担而造成疾病。

一、能量的单位

在营养学中，人体代谢所产生热量的单位或食物经燃烧所产生的热量单位用卡（cal）或焦耳（J）表示。千卡（kilocalorie，kcal）表示将 1L（kg）水升高 1℃所需的热量；而 1kJ 表示将 1kg 物体以 1N 的力量移动 1m 所需的热量，卡与焦耳可相互换算：1kcal = 4.184kJ，即 1kJ = 0.24kcal

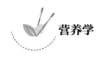

二、能量来源与能量系数

人体内主要的产能营养素有碳水合化物、蛋白质、脂肪。1g碳水化合物、蛋白质和脂肪在体外燃烧时分别释放17.15kJ（4.10kcal）、23.64kJ（5.65kcal）和39.54kJ（9.45kcal）的能量。碳水化合物和脂肪在体内完全氧化所产生的能量与其体外燃烧放出的能量相近，而1g蛋白质在体内氧化释放的能量只有18.2kJ（4.35kcal），为体外燃烧放能的77%。这是因为体内蛋白质不能完全氧化，代谢废物中还有尿素、尿酸等含氮有机物，如果把1g蛋白质的这些代谢产物在测热器中燃烧，则可放出5.44kJ（1.3kcal）能量。因此1g蛋白质在体内燃烧只能放出18.2kJ（4.35kcal）能量。

每克碳水化合物、蛋白质、脂肪在体内氧化产生的能量值称为能量系数。食物在人体的消化道内不能被完全消化吸收，习惯上按三者的消化率分别为98%、95%、92%来计算，故三种产能营养素的能量系数分别为

碳水化合物：17.15kJ×98% = 16.84kJ（4kcal）

蛋白质：（23.64kJ–5.44kJ）×92% = 16.74kJ（4kcal）

脂肪：39.54kJ×95% = 37.56kJ（9kcal）

食物中往往混合着多种营养素，计算时则分别按其不同营养素构成比例而求出总能量。食物含能量的高低取决于它的构成，例如巧克力、蛋糕等产能营养素的含量较高，为高能量食品；而蔬菜中产能营养素的含量较低，为低能量食品，这可指导人们进行食物的选择。

三、人体的能量消耗

成人的能量消耗主要用于基础代谢、体力活动和食物的热效应三个方面。对于孕妇还应包括子宫、乳房、胎盘、胎儿等的生长发育及母体脂的储备；乳母则有合成和分泌乳汁的额外需要，婴幼儿、儿童、青少年还应包括生长发育所需的能量消耗。

■ 能量与能量消耗

基础代谢能量消耗（basic energy expenditure，BEE）是指维持基本生命活动所需的最低能量消耗，即人体在基础代谢（basal metabolism，BM）状态即安静和

恒温条件下（一般 18～25℃）禁食 12 小时后，静卧、放松、清醒时的能量消耗。此时的能量消耗约占总能量消耗的 50%～65%，用于维持体温和呼吸、血液循环及其他器官的生理需要，所测值比一般休息时要低，但比熟睡时高。

（一）基础代谢能量消耗的计算

基础代谢的能量消耗，直接测定较为困难，通常首先获得基础代谢率（basal metabolic rate，BMR），再结合体表面积（body area，BR）或体重（body weight，BW）计算而得。基础代谢率就是指人体处于基础代谢状态下，每小时每平方米体表面积（或每千克体重）的能量消耗，以 kJ/（m²·h）、kcal/（m²·h）或 kJ/（kg·h）、kcal/（kg·h）表示。

体表面积的计算：相对适合中国人的体表面积计算公式为

$$BR（m^2）= 0.00659×身高（cm）+ 0.0126×体重（kg）-0.1603$$

因此，一天基础代谢的能量消耗可按下式计算：

$$BEE（kJ/d）= BMR［kJ/（m^2·h）］×BR（m^2）×24（h/d）$$

实际应用中，常根据年龄、身高和体重直接应用 Harris-Benedict 多元回归方程计算基础代谢能量消耗

$$男 BEE = 66.47 + 13.75×体重（kg）+ 5.00×身高（cm）-6.76×年龄（岁）$$

$$女 BEE = 655.10 + 9.56×体重（kg）+ 1.85×身高（cm）-4.68×年龄（岁）$$

（二）影响基础代谢率的因素

人体的基础代谢不仅存在着较为明显的个体差异，且同一个体在不同的生理、环境条件下也在发生着变化。

1.年龄

人的一生中以婴幼儿时期的基础谢率为最高，到青春期出现第二次高峰。成年以后，随着年龄的增长，基础代谢率逐年下降。老年后身高变矮，体内瘦组织和代谢活跃组织减少，而体脂增加，导致基础代谢率下降更为明显。

2.性别

女性的基础代谢率低于男性，这与女性体内瘦组织相对较少而脂肪组织相对较多有关。生育期妇女，因排卵带来的基础体温的波动，对基础代谢率也有轻微的影响。

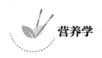

3.体形与机体组成

体表面积越大，向外环散发的热量越多，基础代谢率也越高。因此，在相同性别、年龄与体重的情况下，瘦高者基础代谢率高于矮胖者。人体瘦组织（肌肉、心脏、肝和肾脏等）是代谢活跃组织，其消耗的能量约占基础代谢能量消耗的70%～80%，因此，在其他条件相同的情况下，瘦组织多、肌肉发达者的基础代谢率也较高。

4.激素与内分泌

激素对细胞的能量代谢及其调节具有重要影响，其中以甲状腺素的影响最为突出，甲状腺功能亢进时基础代谢率明显升高。此外，去甲肾上腺素可使机体的基础代谢率下降约25%；垂体激素调节其他腺体分泌，包括对甲状腺产生影响，间接影响机体的基础代谢率。

5.其他因素

如特殊的生理状态（怀孕、哺乳）、异常的环境温度（尤其是低温）、应激、劳动强度与神经紧张程度、营养状况、尼古丁与咖啡因的摄入，以及某些疾病（如创伤、感染）等，都会影响到机体的基础代谢率。

▦能量

第五节　维生素

维生素（vitamin，vit）是维持机体正常生理功能及细胞内特异代谢反应所必需的一类低分子有机化合物。其在体内含量极微，但在机体的生长、发育、代谢等过程中起重要作用。

一、维生素的命名与分类

维生素的命名有三套系统，经常混用。①按发现顺序冠以英文字母命名，如维生素A、B、C、D、E；②按生理功能命名，如抗坏血病因子、抗眼干燥症因子、抗脚气病因子等；③按化学结构命名，如视黄醇、硫胺素、核黄素等。根据维生素溶解性的不同，可分为脂溶性维生素和水溶性维生素两大类（表2-3）。

表2-3 脂溶性维生素和水溶性维生素的特点

项目	脂溶性维生素	水溶性维生素
吸收	吸收类似于脂肪，首先进入淋巴，然后到血液	吸收直接进入血液
转运和储存	应当与蛋白质载体一起在水样体液中，储存在肝或脂肪组织	在水样体液中自由转运，大多数都不能在体内储存
排泄	不容易排泄，容易积累在组织中	容易随尿液排出
毒性	毒性有可能由补品产生，但偶尔也会出自食物	不太可能出现中毒
需求	需要定期补充（也许几周或甚至几个月）	需要频繁补充（也许1～3天），因为大多数维生素在体内都不能储存

维生素的种类很多，化学结构和功能各异，有着不同的作用机制，但也有共同的特点：①一般是以其本体形式或前体形式存在于天然食物中，体内不能合成或合成很少，必须由食物供给；②在生理上既不是机体组织的结构成分，也不是能量来源；③许多维生素常以辅酶或辅基的形式参与酶的构成，维持酶的活性；④生理需要量少，但绝对不能缺少，否则会引起相应的维生素缺乏症。

二、脂溶性维生素

脂溶性维生素包括维生素A、D、E、K，其共同特点：①溶于脂肪及有机溶剂，不溶于水；②在食物中与脂类共同存在，但在脂肪酸败时，脂溶性维生素易被破坏；③在肠道吸收时，随脂肪经淋巴系统吸收，从胆汁少量排出，当脂肪吸收不良时，其吸收明显减少；④摄入后大部分储存于脂肪组织与肝脏；⑤缺乏时症状出现缓慢，大剂量摄入易引起中毒；⑥营养状况不能用尿中含量评价。

（一）维生素A

维生素A是第一个被发现的维生素，是不饱和一元醇类物质，

维生素A

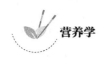
化学名为视黄醇。维生素A在体内被氧化为视黄醛，也可进一步氧化为视黄酸。维生素A在高温和碱性环境中比较稳定，一般烹调不易破坏。但维生素A易被氧化，高温和紫外线照射可加速其分解，故维生素A或富含维生素A的食物应低温避光保存。机体内肝中的维生素A占总量的90%～95%，其余储存于脂肪组织中。视黄酸是维生素A在体内吸收代谢后最具生物活性的产物，维生素A的生理功能多通过视黄酸而起作用。

1.维生素A的生理功能

（1）维持正常的视觉功能

视黄醛与视蛋白一起构成视网膜杆状细胞和锥状细胞中的感光色素：感弱光的视紫红质和感强光的视紫蓝质。当维生素A充足时，视紫红质的再生迅速而完全，人体的暗适应恢复时间短；当维生素A不足时，则暗适应恢复慢，严重时可产生夜盲症。

（2）维护皮肤黏膜的完整

维生素A可以稳定上皮细胞的细胞膜，维持其形态完整和功能健全，因此对于上皮的正常形成、发育和维持十分重要。当维生素A不足时，上皮组织干燥，正常的柱状上皮细胞变为角状的复层鳞状上皮，过度角化变性和腺体分泌减少。泪腺分泌减少，眼结膜和角膜干燥软化甚至穿孔；皮肤皮脂腺、汗腺萎缩、毛囊角化过度；舌味蕾上皮角化，肠道黏液分泌减少，食欲减退；呼吸道上皮萎缩、干燥，纤毛减少，抗病能力减弱。

（3）促进生长与生殖

维生素A参与体内DNA和RNA的合成，有助于细胞的增殖生长和组织的更新。维生素A参与软骨内成骨，当其缺乏时长骨的形成和牙齿的形成受阻，出现明显的生长停滞。维生素A缺乏时还造成男性睾丸萎缩，精子数量减少、活力下降；维生素A也可影响胎盘发育，因此维生素A对于维持正常生殖功能具有重要意义。

（4）维持和增强免疫功能

维生素A可调节机体的免疫功能，它可对基因进行调控并促使免疫细胞产生抗体，可增强细胞免疫功能。

（5）抗癌作用

维生素 A 有抗癌作用，与它们能促进上皮细胞的正常分化有关，也与阻止肿瘤形成的抗启动基因的活性有关。胡萝卜素的抗癌作用与其抗氧化作用有关。

2. 缺乏与过量

（1）维生素 A 缺乏

维生素 A 缺乏的临床表现包括眼干燥症、角膜软化症、毛囊角化症、夜盲症。早期表现为暗适应能力下降，严重时可导致夜盲。上皮最早受影响的是眼的结膜和角膜。眼干燥症表现为结膜和角膜干燥、软化、溃疡、角质化等一系列变化，进一步发展可致失明。皮肤改变如皮脂腺及汗腺角化导致皮肤干燥，毛囊角化过度致毛囊丘疹与毛发脱落。儿童缺乏维生素 A 出现生长发育迟缓，女性维生素 A 缺乏可导致不孕不育。

（2）维生素 A 过量

普通膳食一般不会引起维生素 A 过量或中毒，中毒者几乎均误食过多维生素 A。维生素 A 过量最早发现是有过量食用北极熊肝后发生头痛、呕吐、嗜睡等症状。维生素 A 急性中毒者表现为食欲减退、烦躁或嗜睡，前囟膨隆，头围增大，颅内压增高。慢性中毒者可致脱发、骨痛、身材矮小，两眼内斜视、复视和眼球震颤，皮肤瘙痒、皮疹、毛发干燥，肝脾增大、肝脾疼痛，甚至发生死亡。孕妇维生素 A 过量或中毒可致胎儿畸形。

3. 来源与参考摄入量

（1）来源

维生素 A 的最好来源是各种动物肝脏、鱼肝油、鱼卵、奶油、全奶、奶酪及蛋黄等；植物性食物可提供类胡萝卜素，主要存在于深绿色或红黄色蔬菜和水果中。

（2）参考摄入量

维生素 A 的需要量常用国际单位（U）来表示，食物中全部具有视黄醇活性物质常用视黄醇活性当量（retinol activity equivalent，RAE）来表示。中国营养学会推荐我国居民维生素 A 的 RNI：婴儿、儿童、青少年按年龄不同分别为 300～800μgRAE/d，成年男性 800μgRAE/d，成年女性 700μgRAE/d，孕早期 700μgRAE/d，孕中晚期 770μgRAE/d，乳母可增加至 1300μgRAE/d；维生素 A 的

UL成年人3000μgRAE/d。维生素A与其他单位之间的换算关系是：

维生素A＝0.3μg视黄醇＝0.344g醋酸维生素A酯＝0.55g棕榈酸维生素A酯

1g视黄醇＝0.0035μmol视黄醇＝1.0g视黄醇活性当量（RAE）

1gβ-胡萝卜素＝0.167μg视黄醇活性当量（RAE）

1g其他维生素A原＝0.084μg视黄醇活性当量（RAE）

膳食中总视黄醇活性当量（μgRAE）＝视黄醇（μg）＋0.167×β-胡萝卜素（μg）＋0.084×其他维生素A原（μg）

（二）维生素D

维生素D是类固醇衍生物，因其具有抗佝偻病的作用，又被称为"抗佝偻病维生素"。维生素D以维生素D_2和维生素D_3最为常见。维生素D为胆钙化醇，由皮肤表皮和真皮内的维生素D原（7-脱氢胆固醇）经紫外线照射转变而来。因此，健康成人只要经常接触阳光，在普通膳食条件下产生的维生素D_3即可满足机体需要。维生素D_2是麦角钙化醇，由植物体内的维生素D原（麦角固醇）经紫外线照射而来，其活性仅为维生素D_3的1/3。维生素D经口摄入，在小肠与脂肪一起被吸收，转运至肝后被催化形成25-（OH）-D_3，再至肾中进一步羟化为1,25-（OH）$_2$-D_3，此为维生素D在体内的活性形式。

▪维生素D

维生素D是白色晶体，溶于有机溶剂和脂肪。一般在烹调加工中不会引起维生素D的损失，但脂肪酸败可引起维生素D破坏。其在中性和碱性溶液中耐热，不易被氧化，但在酸性溶液中易分解。辐射线过量照射，可形成毒性化合物。

1.维生素D的生理功能

（1）促进肠道对钙磷的吸收

维生素D作用的最原始点是肠细胞的刷状缘表面，能使钙在肠腔中进入细胞内，1,25-（OH）$_2$$D_3$可与肠黏膜细胞上的特异性受体结合，促进肠黏膜上皮细胞合成钙结合蛋白，有助于钙通过肠黏膜。维生素D也能激发肠道对磷的转运和吸收。这两种转运相互独立，互不干扰。

（2）促进骨组织的钙化

维生素D与甲状旁腺激素协同，能使破骨细胞前体转变为成熟的破骨细胞，促进骨质吸收，使原来骨中的钙盐溶解，钙磷转运至血液，以提高血钙和血磷的浓度。同时还可刺激成骨细胞，促进骨样组织成熟和骨盐沉着。

（3）促进肾小管对钙磷的重吸收

通过促进钙、磷的重吸收，可减少钙磷的流失，保持血浆中钙磷的浓度。

2.缺乏与过量

（1）维生素D缺乏

①佝偻病：佝偻病发病与婴幼儿日照不足有关。佝偻病典型表现为骨骼病变和牙齿萌出延迟。维生素D缺乏时骨骼无法正常钙化，变软和弯曲变形。常见的骨骼病变包括幼儿下肢骨骼弯曲形成"X"或"O"形、胸骨外凸如"鸡胸"、肋骨与肋软骨连接处形成"肋骨串珠"，囟门闭合延迟、骨盆变窄和脊柱弯曲。牙齿方面表现为出牙推迟，恒牙稀疏凹陷，容易发生龋齿等。

②骨质软化症：主要表现为脊柱、胸及骨盆骨质软化，容易变形，孕妇、乳母和老年人在缺乏维生素D和钙、磷时容易发生，孕妇骨盆变形可致难产。

③骨质疏松：多见于老年人，主要表现为骨矿物质减少，骨质变薄变松，能导致脊椎骨压缩变形，髋部和前臂骨折。

④手足痉挛症：表现为肌肉痉挛、抽搐及惊厥等，在维生素D缺乏、钙吸收不良或其他原因造成血钙水平降低时可发生。

（2）维生素D过量

一般膳食中摄取的维生素D不足以引起过量或中毒，但长期大量摄入维生素D制剂可引起中毒。维生素D中毒的临床表现为食欲减退，烦躁，精神不振，多有低热，恶心呕吐，烦渴尿频。长期慢性中毒可致骨骼及肾、血管和皮肤出现钙化，严重可导致死亡。

维生素D中毒的治疗应首先停用维生素D制剂及钙剂，同时避免晒太阳，采用低钙饮食，重症者加服利尿剂以加速钙的排出，口服肾上腺皮质激素以减弱维生素D的作用。

3.来源与参考摄入量

维生素D的来源包括日光照射和食物来源两方面。经常晒太阳是人体获得充足有效的维生素D的最好方式（表2-4）。天然食物中的维生素D含量较少，维生素D的食物来源主要是蛋黄、肝等动物性食品及鱼肝油制剂。

表2-4　影响维生素D合成的因素

因素	原因
年龄增加	随着年龄增加，皮肤会失去一些合成维生素D的能力
空气污染	空气中的粒子屏蔽太阳光
城市生活	高大的建筑挡住了阳光
穿衣	大多数衣服遮住阳光
朦胧天空	覆盖的厚重云层减少阳光穿透
地理环境	阳光照射受限
闲居家中	生活在室内避免阳光照射
季节	一年中的温暖季节带来更多的阳光直射
皮肤色素	深色皮肤的人每分钟合成的维生素D少于浅色皮肤的人
防晒霜	适当使用会减少或避免皮肤暴露于太阳光
户外时间	中午时分带来最大的阳光直射

维生素D的需要量与钙磷摄入量有关，在钙磷摄入量充足的条件下，成年人维生素D的RNI均为10μg/d，UL为20g/d，65岁以上老年人为15μg/d;UL为50μg/d。

（三）维生素E

维生素E是指含苯骈二氢吡喃结构，具有α-生育酚活性的一类物质。维生素E具有多种活性形式，目前已知有四种生育酚（tocopherols，即α-T、β-T、γ-T、δ-T），其中α-生育酚的生物活性最高。α-生育酚是黄色液体，溶于有机溶剂对热及对碱不稳定，对氧十分敏感，产生过氧化物质，油脂酸败可加速维生素E的破坏。

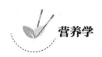
维生素E

1.生理功能

（1）抗氧化作用

维生素E是一种高效的抗氧化剂，在体内保护细胞免受自由基损害。在体内保护生物膜上多不饱和脂肪酸、细胞骨架及其他蛋白质巯基免受自由基损害，这一功能与预防动脉样硬化，抗癌，改善免疫功能等密切相关。

（2）预防衰老

维生素E可减少随年龄增长而造成的细胞代谢产物的形成，改善皮肤弹性，延缓腺体萎缩速度，提高机体免疫能力，从而预防和延缓衰老。

（3）其他功能

维生素E可以参与物质代谢，维生素E能促进某些蛋白的合成，降低蛋白质分解代谢酶的活性；维生素E与动物的生殖功能和精子生成有关，且可以调节血小板的黏附和聚集作用，维生素E还有抑制肿瘤细胞增殖的作用。

2.缺乏与过量

（1）维生素E缺乏

长期缺乏维生素E者，血浆中维生素E浓度可降低，红细胞膜受损，红细胞寿命缩短，可出现溶血性贫血，给予维生素E治疗可好转。

（2）维生素E过量

长期每日摄入量超过600mg的人有可能出现中毒症状，如肌无力、视物模糊、复视、恶心、腹泻、头痛和疲乏无力以及维生素K的吸收和利用障碍等。在脂溶性维生素中，维生素E的毒性较小。目前不少人自行补充维生素E，但每天摄入量不应超过400mg。

3.营养状况评价

（1）血清维生素E水平

血清维生素E水平直接反映人体维生素E的储存情况。如果健康成入血脂值正常，那么血浆α-生育酚的范围为11.5～46.0μmol/L（50～200mg/L）由于血浆生育酚浓度与血浆总脂浓度密切相关，故有人建议使用每克总血脂中的α-生育酚水平评价维生素E的营养状况。

（2）红细胞溶血试验

用过氧化氢与红细胞作用，观察其溶血程度，正常情况下红细胞溶血率小于10%。

4.来源与参考摄入量

（1）来源

维生素E在自然界中广泛存在，主要来源于各种植物油料种子及植物油、

谷类、坚果、肉、奶、蛋等。

（2）参考摄入量

维生素E的活性可用α-生育酚当量（α-TE）来表示，1mg α-TE相当于1mg d-α-生育酚的活性。中国营养学会建议我国维生素E的AI为：14岁以上包括成年人、老年人、孕妇均为14mg α-TE/d，乳母为17mg α-TE/d。维生素E的摄入量应考虑多不饱和脂肪酸摄入量，一般每摄入1g多不饱和脂肪酸，应摄入0.4mg维生素E。

（四）维生素K

维生素K是含有2-甲基-1,4萘醌基团，具有维生素K生物活性的一组化合物。植物来源的维生素K是维生素K_1，又称叶绿醌。维生素K_2，可在肠道内由细菌合成，又称甲萘醌。维生素K类均对热稳定，但酸、碱、氧化剂和光易对其造成破坏。

维生素K

1.生理功能

（1）参与凝血功能

维生素K作为维生素K依赖羧化酶的辅酶参与蛋白质翻译后修饰的羧化反应。凝血酶原（凝血因子Ⅱ）、凝血因子Ⅶ等蛋白质涉及此反应，凝血因子在羧化反应后才具有特异的钙结合能力从而启动凝血机制。

（2）参与骨钙代谢

近期的研究结果提示，老年妇女骨折发生率与血中的维生素K水平呈负相关，骨密度与血中的维生素K水平呈正相关，而与血浆未羧化的骨钙素水平呈负相关。

2.缺乏与过量

（1）维生素K缺乏

维生素K缺乏不常见，由于人乳维生素K含量低，新生儿胃肠功能差，认为维生素K缺乏可能是造成小儿颅内出血的重要原因。至今尚未发现摄入大剂量叶绿醌会引起任何中毒症状。虽然摄入大量甲萘醌制剂可引起新生儿溶血性贫血等不良反应，但食物来源的甲萘醌毒性很低。

（2）维生素K过量

天然形式的维生素K通常不会引起中毒。但维生素K前体2-甲基萘醌能引起高胆红素血症、婴儿溶血性贫血，成人则可诱发心脏疾病和肺部疾病等。

3.营养状况评价

除了病史和膳食史以及出血倾向的体格检查外，一般是测定机体的凝血功能来评价人体维生素K的营养状况。

4.来源与参考摄入量

（1）来源

维生素K广泛分布在各种食物中，绿叶蔬菜是维生素K最好的食物来源，如菠菜、海藻、莴苣、花椰菜、香菜。

（2）参考摄入量

中国营养学会提出成年人维生素K的AI为 80μg/d。

三、水溶性维生素

水溶性维生素包括B族维生素和维生素C，共同特点是：①溶于水，不溶于脂肪及有机溶剂；②满足人体内需要后，多余的可由尿液排出；③在体内仅有少量储存，缺乏时症状出现较快；④绝大多数以辅酶或辅基的形式参加各种酶系统，在营养物质的中间代谢中发挥重要作用；⑤营养状况可以通过血和（或）尿进行评价；⑥毒性小。

（一）维生素B_1

维生素B_1也称硫胺素（thiamin），又称抗神经炎因子或抗脚气病因子。维生素B_1为白色晶体，易溶于水，微溶于乙醇，略带酵母气味。维生素B_1在酸性环境中稳定，在中性、碱性环境中容易被氧化而失去活性。亚硫酸盐可使维生素B_1迅速分解成嘧啶和噻唑。

B族维生素

1.生理功能

维生素B_1的生理功能包括辅酶功能和非辅酶功能两方面。焦磷酸硫胺素（thiamine pyrophosphate，TPP）是维生素B_1的活性形式，在体内构成碳水化合物代谢中氧化脱羧酶的辅酶，与能量及三大营养素代谢密切相关。当维生素B_1严重缺乏时，ATP生成障碍，丙酮酸和乳酸在机体内堆积，会对机体造成损伤；

TPP还作为转醇酶的辅酶参与转酮醇作用，这是磷酸戊糖途径中的重要反应，是核酸合成、脂肪酸合成和类固醇合成中还原型辅酶的重要来源。

维生素B_1在维持神经、肌肉特别是心肌的正常功能以及维持正常食欲、胃肠蠕动和消化液分泌方面也有重要作用。维生素B_1还有抑制胆碱酯酶的作用，胆碱酯酶能催化神经递质-乙酰胆碱水解，而乙酰胆碱与神经传导有关，因此缺乏维生素B_1时，由于胆碱酯酶活性增强，乙酰胆碱水解加速，可使神经传导受到影响，出现胃肠蠕动缓慢、消化液分泌减少、食欲不振和消化不良等症状。

2.缺乏与过量

（1）维生素B_1缺乏

初期表现为疲乏、淡漠、食欲差、恶心、忧郁、急躁、沮丧、腿麻木和心电图异常。维生素B_1缺乏一般可分成三类：①干性脚气病，以多发性神经炎为主，出现上行性周围神经炎，表现为指趾麻木、肌肉酸痛、压痛；②湿性脚气病，以下肢水肿和心脏症状为主；③混合型脚气病，严重缺乏者可同时出现神经和心血管系统症状。

（2）维生素B_1过量

多余的维生素B_1可以完全排出体外，不会贮留在人体中，因此维生素B_1过量中毒少见。但摄入超过 $5 \sim 10mg$ 时，可能会出现头痛、惊厥和心律失常等。

3.食物来源与参考摄入量

（1）食物来源

维生素B_1广泛存在于天然食物中，动物内脏、肉类、豆类、花生及未加工的粮谷类含量丰富；水果、蔬菜、蛋、奶也含有维生素B_1，但量较低。

（2）参考摄入量

维生素B_1的供给量应与机体能量总摄入量成正比。成人应该达到 $0.5mg/1000kcal$，孕妇、乳母和老年人较成人高，为 $0.5 \sim 0.6mg/1000kcal$。中国营养学会建议我国居民膳食中维生素B_1的RNI成年男子为1.4mg/d，成年女子为1.2mg/d，孕妇及乳母可适当增加；维生素B_1的UL为50mg/d。

（二）维生素B_2

维生素B_2又称核黄素（riboflavin），是一种黄色粉末结晶，微溶于水，在干燥和酸性环境中稳定，碱性环境中或在紫外线照射下易被分解破坏。

1. 生理功能

（1）参与体内生物氧化与能量代谢

维生素B_2在体内主要以黄素腺嘌呤二核苷酸（FAD）和黄素单核苷酸（FMN）形式构成黄素酶的辅酶，催化多种氧化还原反应和呼吸链中的电子传递，参与生物氧化过程；并参与碳水化合物、氨基酸和脂肪酸代谢，在嘌呤碱转化成尿酸、蛋白质以及某些激素的合成中也发挥重要的作用。FAD和FMN分别作为辅酶，参与色氨酸转变为烟酸、维生素B_6转变为磷酸吡哆醛的过程。

（2）其他

维生素B_2与体内铁的吸收、储存及动员有关，在防治缺铁性贫血中具有重要作用；FAD可参与体内的抗氧化防御系统和药物代谢；提高机体对环境应激适应能力等。

2. 缺乏与过量

（1）维生素B_2缺乏

核黄素缺乏症很少单独出现，几乎总是伴有其他维生素缺乏。体内缺乏维生素B_2时，机体的生物氧化过程受到影响，正常的代谢发生障碍，可出现典型的维生素B_2缺乏症状，发生皮炎。核黄素缺乏的症状主要表现在唇、舌、口腔黏膜和会阴皮肤处，故有"口腔生殖综合征（orogenital syndrome）"之称。首先出现咽喉炎和口角炎，然后为舌炎、唇炎（红色剥脱唇）、面部脂溢性皮炎、躯干和四肢皮炎，随后出现贫血和神经系统症状。

（2）维生素B_2过量

一般来说，由于核黄素溶解度极低，在肠道吸收有限，所以无中毒或过量的担忧。维生素B_2在正常肾功能状况下几乎不产生毒性，大量服用时尿呈黄色。

3. 营养状况评价

（1）任意一次尿核黄素/肌酐比值

判断标准：< 27 为缺乏，27 ~ 79 为不足，80 ~ 269 为正常。

（2）尿负荷试验

口服维生素B_2 5mg，测定服后4小时尿中维生素B_2排出量，≤ 400μg为缺乏。

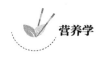

（3）全血谷胱甘肽还原酶活力系数（glutathione reductase activity coefficient, GR-AC）

红细胞谷胱甘肽还原酶属于典型的黄素酶，其活力大小可以准确反映组织核黄素的营养状况。在辅酶A饱和的溶血试样中，加入一定量的谷胱甘肽，测定加入和不加入FAD时还原型谷胱甘肽的生成量，用两者的比值GR-AC来评价维生素B_2营养状况。判断标准GR-AC: < 1.2 为充足，1.2 ～ 1.5 为正常，1.5 ～ 1.8 不足，> 1.8 为缺乏。

4.食物来源与参考摄入量

（1）食物来源

核黄素的良好来源主要是动物性食物，肝、肾、心、蛋黄、乳类尤为丰富。植物性食物中则以绿叶蔬菜如菠菜、韭菜、油菜及豆类含量较多，而粮谷类含量较低，尤其是精磨过的粮谷。核黄素在食品加工中容易损失，可由于热烫处理或曝光而损失，牛奶在强光下 2 小时后即可损失 50% 的核黄素。蔬菜经炒煮后能保持 60% ～ 90% 的核黄素，而碾磨过的谷物可损失 60% 的核黄素。

（2）参考摄入量

维生素B_2需要量与能量摄入有关。中国营养学会建议我国居民维生素B_2的RNI，成年男性为 1.4mg/d，成年女性为 1.2mg/d，孕妇和乳母为 1.7mg/d。

（三）维生素B_6

维生素B_6有三种天然存在的形式，即吡哆醇（pyridoxine，PN）、吡哆醛（pyridoxal，PL）和吡哆胺（pyridoxamine，PM），这三种形式性质相似且均有维生素B_6的活性。游离的维生素B_6易溶子水和乙醇，微溶于有机溶剂、在空气和在酸性环境中对光、热比较稳定，在碱性环境中对光和热均较敏感。

1.生理功能

由维生素B_6构成的 5-磷酸吡哆醛（PLP）和 5-磷酸吡哆胺（PLM）是很多酶的辅酶，在参与重要氨基酸的代谢、血红蛋白合成、烟酸的形成、同型半胱酸分解中发挥重要作用，与蛋白质、脂质和能量代谢关系密切。

（1）参与氨基酸代谢

在能量代谢中所有转氨酶的辅酶都是 5-磷酸吡哆醛和 5-磷酸吡哆胺（如丙

氨酸转氨酶、天冬氨酸转氨酶等）；大多数氨基酸脱羧酶的辅酶也是 5-磷酸吡哆醛，例如抑制性神经递质 γ-氨基丁酸的代谢中最关键的 γ-氨基丁酸转氨酶和谷氨酸脱羧酶；构成脱氨酶（丝氨酸、苏氨酸等含羟基氨基酸脱氨后形成 α 酮酸），脱硫水化酶（半胱氨酸经此酶作用可形成丙酮酸、硫化氢和氨），犬尿酸酶（色氨酸转化为尼克酸的关键酶）等酶的辅酶。

（2）与脂肪代谢密切相关

维生素 B_6 参与辅酶A的生物合成、亚油酸转变为花生四烯酸、肝糖原分解成葡萄糖-1-磷酸等反应，有抗脂肪肝、降低血清胆固醇的作用。

（3）与血红素合成有关

维生素 B_6 是 α-氨基乙酰丙酸（ALA）合成酶的辅酶，这个酶是血红素合成代谢中的限速酶。

2.缺乏与过量

（1）维生素 B_6 缺乏

维生素 B_6 缺乏可出现高半胱氨酸血症和黄尿酸尿症，偶见低色素小细胞性贫血。维生素 B_6 缺乏可引起眼、鼻、口腔周围皮肤脂溢性皮炎，临床症状包括干裂、舌炎及口腔炎症，个别病人可出现神经精神症状。维生素 B_6 缺乏对幼儿的影响更明显，可出现烦躁、肌肉抽搐、癫痫样惊厥、呕吐、腹痛、体重下降以及脑电图异常等临床症状。

（2）维生素 B_6 过量

经食物来源摄入大量维生素 B_6 通常没有毒副作用。但长期大剂量摄入维生素 B_6，补充剂会引起严重毒副作用，表现为神经毒性与光敏感性反应。

3.食物来源与参考摄入量

（1）食物来源

维生素 B_6 广泛存在于各种食物中，在植物性食物中主要以吡哆醇、吡哆胺及其糖基化形式存在，在动物性食物中主要以吡哆醛及其磷酸化形式存在。维生素 B_6 的良好来源为肉类（尤其是动物肝脏），以及黄豆、鹰嘴豆、葵花籽、核桃、啤酒酵母、焙烤食品。

（2）参考摄入量

维生素 B_6 的需要量受到膳食中蛋白质水平、肠道细菌合成情况、人体利用

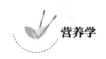
程度、生理状况及服药等因素的影响。中国营养学会建议维生素B_6的RNI，成年人为1.4mg/d，孕妇为2.2mg/d，乳母为1.7mg/d。

（四）叶酸

叶酸是蝶酸和谷氨酸结合构成的一类化合物的总称，属于B族维生素。叶酸为淡黄色结晶性粉末，无臭、无味，不溶于冷水，稍溶于热水，不溶于乙醇、乙醚及其他有机溶剂。叶酸的钠盐易溶于水，但在水溶液中容易被光分解破坏，分解产生蝶啶和氨基苯甲酸谷氨酸盐。在酸性环境中对热不稳定，而在中性和碱性环境中却很稳定。

1. 生理功能

叶酸在体内的活性形式四氢叶酸作为一碳单位的载体，在体内许多重要的生物合成中发挥作用，主要包括：①参与嘌呤和胸腺嘧啶的合成，进一步合成DNA和RNA；②参与氨基酸代谢，例如在同型半胱氨酸转化为蛋氨酸的过程中FH_4是一碳单位的供体；③参与血红蛋白及一些甲基化合物如肾上腺素、胆碱、肌酸等的合成。

2. 缺乏与过量

人类肠道细菌能合成叶酸，故一般不易发生缺乏症。但当吸收不良、代谢失常或组织需要过多、酗酒、服用抗惊厥药物、避孕药以及长期使用肠道抑菌药物或叶酸拮抗药等状况下，则可造成叶酸缺乏。

（1）叶酸缺乏

①影响核酸和血红蛋白代谢，以致红细胞成熟受阻，造成巨幼红细胞贫血；②导致蛋氨酸合成受阻，血中同型半胱氨酸含量升高，激活血小板黏附与聚集，对血管内皮产生损害，使心血管疾病危害性增加；③可使孕妇先兆子痫和胎盘早剥的发生率增高，胎盘发育不良导致自发性流产；④人类患结肠癌、前列腺癌及宫颈癌也与膳食中叶酸的摄入不足有关。

（2）叶酸过量

叶酸虽为水溶性维生素，但是大剂量的服用也可产生毒副作用，主要表现出厌食、恶心、腹胀等肠道症状；大量服用叶酸时可出现黄尿。

3.营养状况评价

测定血清叶酸水平是评价叶酸营养状况普遍采用的方法。但是血清叶酸水平受叶酸摄入量及其代谢因素的干扰。红细胞中的叶酸水平是血清中的 10 倍，在一定程度上反映叶酸的贮备水平。维生素 B_{12} 对这两个指标都有影响，因此最好同时测定血清、红细胞中的叶酸含量及反映维生素 B_{12} 营养状况的指标，进行综合分析。叶酸营养状况和血浆同型半胱氨酸呈非线性负相关。血浆同型半胱氨酸的正常值为 17 ～ 22μmol/L，叶酸缺乏时可明显升高，因此测定血浆中同型半胱氨酸可作为评价叶酸营养状况的又一指标。

另外，评价叶酸营养状况还可用组氨酸耐量试验。组氨酸在体内可转化为 N-亚氨基甲基谷氨酸，经四氢叶酸作用降解为谷氨酸，给患者一次组氨酸负荷后，尿中 N-亚氨基甲基谷氨酸排出量增加，可反映叶酸缺乏。

4.来源与参考摄入量

（1）来源

人体需要的叶酸主要来自食物，深色绿叶蔬菜、胡萝卜、肝脏、蛋黄、豆类、南瓜、杏都富含叶酸。

（2）参考摄入量

叶酸的摄入量通常以膳食叶酸当量（dietary folate equivalent，DFE）来表示。计算公式为：DFE（μg）＝膳食叶酸（μg）＋叶酸补充剂（μg）×1.7

中国营养学会建议叶酸的 RNI 成人为 400μgDFE/d，孕妇为 600μgDFE/d，乳母为 550μgDFE/d，成人叶酸的 UL 为 100μgDFE/d。

（五）维生素C

维生素 C 又称抗坏血酸，自然界存在 L 型和 D 型两种，后者无生物活性。维生素 C 为无色无味的片状晶体，结晶维生素 C 稳定，其水溶性极易氧化，在酸性环境中较为稳定，在中性及碱性环境中易被破坏，有微量金属离子如 Cu、Fe 等存在时，更容易被氧化分解。

维生素C

1.生理功能

（1）参与体内的羟化反应

维生素 C 对许多物质的羟化反应都有重要作用，而羟化反应又是体内许多

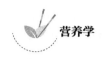

重要化合物的合成或分解的必经步骤，例如胶原的生成、类固醇的合成与转变，以及许多有机药物或毒物的生物转化等，都需要经羟化作用才能完成。

（2）胶原的合成

合成胶原时，多肽链中的脯氨酸和赖氨酸残基需要分别被羟化成为羟脯氨酸和羟赖氨酸残基。维生素C是此种羟化反应必需的辅助因素之一。

（3）胆固醇的羟化

正常情况下，体内胆固醇约有80%转变为胆酸后排出，在胆固醇转变为胆酸前，需先将环状部分羟化，而后侧链断裂，最终生成胆酸。

（4）芳香族氨基酸的羟化

苯丙氨酸羟化为酪氨酸，酪氨酸转变为儿茶酚胺或分解为尿黑酸等过程中，许多羟化步骤均需有维生素C的参加。

（5）有机药物或毒物的羟化

药物或毒物在内羟化过程是重要的生物转化反应，缺乏维生素C时，此种羟化反应明显下降，药物或毒物的代谢显著减慢。给予维生素C后，催化此类羟化反应的酶系活性升高，促进药物或毒物的代谢转变，因而有增强解毒的作用。

（6）还原作用

维生素C在体内作为重要的还原剂而起作用，主要有以下几个方面。①保护巯基和使巯基再生。已知许多含巯基的酶当其在体内发挥催化作用时需要有自由的—SH，而维生素C能使酶分子中—SH保持还原状态，从而保持酶活性。维生素C还可使氧化型的谷胱甘肽（G-SS-G）还原为还原型的谷胱甘肽（G-SH），使—SH得以再生，从而保证谷胱甘肽的功能。②促进铁的吸收和利用。维生素C能使难吸收的Fe^{3+}还原成易吸收的Fe^{2+}，促进铁的吸收，它还有利于血红素的合成。此外，维生素C还有直接还原高铁血红蛋白的作用。③抗体的生成。抗体分子中含有相当数量的二硫键所以抗体的合成需要足够量的半胱氨酸，体内高浓度的维生素C可以把胱氨酸还原成半胱氨酸，有利于抗体的合成。

2.缺乏

维生素C缺乏主要导致坏血病，其主要表现为疲劳、倦怠、皮肤出现瘀点、毛囊过度角化，其中毛囊周围轮状出血具有特异性，出现在臀部或下肢，继而出现牙龈出血、球结膜出血、机体抵抗力下降、伤口愈合迟缓、关节疼痛及关节腔积液，可伴有轻度贫血及多疑、忧郁等神经精神症状，还可伴有干燥综合征。

3.来源与参考摄入量

（1）来源

维生素C广泛存在于新鲜的蔬菜和水果中，一般是叶菜类含量比根茎类多，酸味水果比无酸味水果含量多。番茄、柿子椒、菜花及各种深色叶菜以及山楂、猕猴桃等均含有丰富的维生素C，动物性食物一般维生素C含量较少，粮食和豆类不含维生素C。

（2）参考摄入量

中国营养学会建议维生素C的RNI:14岁以上及成人为100mg/d，孕早期为100mg/d，孕中晚期为115mg/d，乳母为150mg/d，成人维生素C的UL为2000mg/d。

维生素

常见维生素的缺乏症状及来源如表 2-5 所示。

表 2-5　维生素缺乏症状及来源

种类	功效	缺乏症状	食物来源	适宜摄入量
维生素 A（视黄醇）	1.维护正常视觉（视紫红质） 2.维持上皮组织细胞完整 3.促进骨骼正常发育 4.促进生长与生殖 5.延缓和阻止癌前变化（抗氧化）	1.眼部症状：夜盲症，干眼症，角膜软化 2.皮肤症状：上皮干燥增生，毛囊角化过度 3.骨骼系统：牙齿骨骼发育不良 4.影响生殖功能 5.影响免疫功能	最好来源：动物肝脏、鱼肝油、全奶、蛋黄	RNI 800µgRAE（视黄醇当量）/d
维生素 D（抗佝偻病）	1.促进小肠黏膜对钙的吸收 2.促进骨组织的钙化 3.促进肾小管对钙、磷的重吸收	手足痉挛症，肌无力，X线检查改变，佝偻病，肋骨串珠，鸡胸，漏斗胸，发育不良，神情呆滞，骨软化症	海鱼、动物肝脏，蛋黄、奶油、干酪	RNI 10µg/d

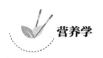

续表

种类	功效	缺乏症状	食物来源	适宜摄入量
维生素E（生育酚）	1. 抗氧化（脂质过氧化，维生素A、维生素C及ATP氧化，含硒蛋白、含铁蛋白氧化、脱氢酶硫基） 2. 保持红细胞完整性 3. 调节体内某些物质合成（DNA、维生素C、辅酶Q的辅助因子、血红蛋白的合成） 4. 与精子的生成和繁殖有关	溶血性贫血	只能在植物中合成。所有高等植物的叶子及其他绿色植物。各种油类含量丰富	AI 14mg/d
维生素B₁（硫胺素，抗脚气病因子，抗神经炎因子等）	1. 构成辅酶 2. 促进胃肠蠕动	1. 亚临床：胃肠蠕动缓慢，腺体分泌减少，食欲减退，疲乏 2. 神经型：周围神经系统Wernicke脑病 3. 心血管型：心肌病变，脚气病	最丰富：葵花子仁、花生、大豆粉、瘦猪肉；其次为小麦粉、小米、玉米等谷类、鱼类、蔬菜水果中很少	RNI男子1.4mg/d，女子1.3mg/d
维生素B₂（核黄素）	1. 构成黄素酶辅酶参加物质代谢 2. 参与细胞正常生长 3. 激活维生素B₆，参与色氨酸形成烟酸过程	眼球结膜充血，口腔生殖系综合征（口角炎、舌炎、唇炎、阴囊炎、脂溢性皮炎），贫血，角膜血管增生及脑功能失调	动物性食品内脏最高，其次为蛋类、奶类、大豆、绿叶蔬菜也有一定数量	RNI男子1.4mg/d，女子1.2mg/d
维生素B₆	1. 参与氨基酸代谢 2. 参与糖原与脂肪酸代谢 3. 参与核酸代谢，能量转化	脂溢性皮炎，贫血，惊厥，精神错乱	广泛存在于动植物，其中豆类，畜肉，肝脏，鱼类较丰富	AI 1.2mg/d
维生素PP（烟酸，尼克酸，抗癞皮病因子，维生素B₅）	1. 构成辅酶 2. 与铬一样构成葡萄糖耐量因子的成分 3. 保护心血管	癞皮病"3D"症状（皮炎，腹泻，痴呆）	广泛存在。植物主要是烟酸，动物以烟酰胺为主，鱼，坚果中丰富，乳蛋中色氨酸多可转化为烟酸	RNI男子14mgNE（烟酸当量）/d，女子13mgEN/d

续表

种类	功效	缺乏症状	食物来源	适宜摄入量
维生素C（抗坏血酸）	1.参与羟化反应，促进胶原、神经递质合成，类固醇羟化，有机物或毒物羟化解毒 2.还原作用（促进抗体形成，铁的吸收）	1.一般症状：疲劳，苍白，食欲减退 2.出血症状：坏血病，眼球突出 3.贫血症状 4.骨骼症状（关节疼痛） 5.其他：水肿，黄疸，发热，胶原合成障碍伤口愈合不良	新鲜蔬菜，水果	RNI 100mg/d
维生素K	1.血液凝固作用 2.骨代谢中的作用	出血，中枢神经系统损伤，维生素K_3中毒可导致贫血，低凝血酶原血症和黄疸	绿叶蔬菜	尚未确定
叶酸	携带一碳单位	巨幼红细胞贫血，神经管畸形，胎儿畸形兔唇，高同型半胱氨酸血症	广泛存在各种动植物中，动物肝肾、鸡蛋、豆类、酵母、绿叶蔬菜水果及坚果类	RNI 400μgDFE（叶酸当量）/d
维生素B_{12}	1.参与同型半胱氨酸甲基化转变为蛋氨酸 2.参与甲基丙二酸琥珀酸的异构化反应		主要来源于肉类，内脏、鱼、禽、贝壳、蛋	AI 2.4μg/d

第六节　水

水

水是一切生命所必需的物质，它对生命活动的重要性仅次于空气。食物中除了蛋白质、脂类、糖类、维生素、矿物质等对于人具有重要的营养学意义外，食物中的水分也是人体需要的必不可少的成分。

水是构成机体的重要成分之一，而且还具重要的生理调节功能。水的化学性

质稳定，是一种良好的溶剂；水的表面张力很大，对生物输送营养物质具有重要的意义；水的比热较高，对维持热量的平衡起到调作用。机体断食至体脂和蛋白质耗损50%时才会死亡，而断水10%即可危及生命。

一、水的营养学意义

（一）构成机体重要的组成成分

水是人体中含量最多的成分，新生儿含水量可高达体重的80%，随着年龄增长总体水分逐渐减少，成年人水分含量为50%～60%。体内的水分布于细胞内和细胞外，细胞内液约占总体水的2/3，细胞外液约占1/3，细胞外的水主要存在于血液之中。

（二）参与人体内物质代谢

水可以参与体内的物质代谢，促进各种生化反应和生理活动。水具有较大的流动性，可将氧气、营物质等运送到组织细胞，又可将组织细胞代谢的废物通过呼吸、蒸发、粪便和尿液等途径排出体外。使人体内新陈代谢和生理生化反应得以顺利进行。

（三）调节人体体温

水的比热大，其热容量大。机体内大量的水可吸收代谢中产生的能量，避免体温大幅升高。水具有较大的蒸发热，37℃体温下，蒸发1g水可带走2.4kJ的能量。因此，高温下体热可通过皮肤的蒸发散热以维持体温的恒定。

（四）润滑作用

存在于关节、胸腔、腹腔和胃肠等部位的水分对于器官、关节、肌肉和组织能起到缓冲、润滑和保护的作用。如泪液可以防止眼球干燥，唾液和胃液有助于食物的吞咽和胃肠道消化。关节滑液有助于减少摩擦、减少损伤并使运动灵活。

二、人体水平衡及其调节

正常人体每日水的来源和排出处于动态平衡之中。水的来源和排出量均维持在 2500ml 左右。

（一）水的来源

体内水的来源分为饮用水、食物水和代谢水 3 种途径。

1. 饮用水

饮用水每日约 1200ml。来源于茶、咖啡、汤、乳和其他各种饮料。

2. 食物水

食物中的水依种类不同而含量各异，但都可以分为自由水和结合水，无论哪一种水都可以被机体所利用。人体通过食物摄入的水量大约为 1000ml/d。

3. 代谢水

代谢水又称为内生水，指体内氧化代谢过程中产生的水。每 100g 蛋白质产生 41ml 水，脂肪产生 107ml 水，而糖类产生 60ml 水。每日体内代谢水的总量约为 300ml。

食物和饮料中的水含量如表 2-6 所示。

表 2-6　食物和饮料中的水含量

百分比	食物和饮料
100%	水、原味茶、汽水
95%～99%	白菜、芹菜、黄瓜、生菜、西葫芦、黑咖啡
90%～94%	运动饮料、草莓、花椰菜、西红柿
80%～89%	牛奶、酸奶、蛋清、果汁、苹果、胡萝卜
60%～79%	布丁、香蕉、虾、瘦牛排、猪排、土豆、熟米饭
40%～59%	香肠、鸡肉、通心粉和奶酪
20%～39%	馒头、蛋糕、面包圈
10%～19%	黄油
5%～9%	花生酱、爆米花
1%～4%	麦片
0%	食用油、白糖

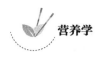

（二）水的排出

人体每天通过呼吸、皮肤、尿液和粪便排出水分，尿液是主要排出方式。一般成年人每日尿液排出水分约 1500ml，皮肤蒸发水分约 500ml，通过肺部呼吸排出水分约 350ml，粪便排出水分约 150ml，每日总排出水量约 2500ml。

人体对水的需求量取决于饮食、空气温度和湿度、海拔高度、运动水平以及一些其他需要增加液体的因素（表 2-7）。个体之间需要的液体差别很大，即使是同一个人在不同环境条件下，需求也会有所不同。

表 2-7　需要增加液体的因素

因素	因素
喝酒	蛋白质、盐或糖摄入量增加
寒冷季节	酮症
膳食纤维	服用利尿剂
不透风的空气环境，如飞机和高铁	体育活动
热的环境	孕妇和哺乳
高海拔地区	长期腹泻、呕吐或发热
热天，湿度大	外科手术、失血或烧伤

产生渴的感觉比身体缺水滞后，当身体水过多而又得不到补充时，脱水可能会危及生命。脱水的第一信号就是口渴，此时人体已经失去 250 ～ 500ml 的体液，需要赶快喝水。但是假如口渴的人不能及时补充水分，或者像很多老年人那样感觉不到口渴，这时脱水的身体就不会"浪费"宝贵的水分来出汗。而是将体内绝大多数的水分输入血管，来保持血压、维持生命。然而由于停止出汗，体内将不断积累热量，在炎热季节后果会十分危险。轻度脱水和严重脱水的各种症状见表 2-8。

忽视口渴信号必然会导致脱水，当失去大约 1% 体重的液体时，就会出现头疼、疲劳、意识模糊或健忘以及心跳加快的明显症状。当失去 2% 体重的液体时就会损害身体功能和妨碍身活动的范围。在一天当中，人们应该随时对口渴做出反应，当感到口渴的时候就应该及时补充缺失的液体。对于口渴反应迟钝的老年人，不管是否口渴，都应该定时喝水。喝咖啡因饮料的人要比他们喝水时丢失的液体多，因为咖啡因会起到利尿剂的作用。

■水

表 2-8　轻度脱水和严重脱水的各种症状

轻度脱水 （失水低于体重的 5%）	严重脱水 （失水大于体重的 5%）	长期液体摄入量增加
口渴	肤色苍白	心脏停搏
体重突然减轻	嘴唇指尖发蓝	尿道感染
皮肤干而粗糙	思维混乱、丧失方向感	胆结石
口、喉咙及黏膜干燥	呼吸急促、变浅	青光眼
脉搏加快、低血压	脉搏变弱、变快、不规律	高血压
缺乏能量、乏力	休克、癫痫	肾结石
尿量减少、尿变浓	昏迷、死亡	卒中
发热或体内温度增加		尿道感染
晕厥和精神狂乱		便秘

第七节　膳食纤维

膳食纤维是不能被哺乳动物消化的植物多糖和木质素，包括纤维素、半纤维素、果胶、树胶、抗性淀粉和木质素等。

根据膳食纤维的溶解性可将其分为可溶膳食纤维和不溶性膳食纤维。可溶性膳食纤维为部分半纤维素、果胶和树胶等，对肠内葡萄糖和脂类的吸收有影响；不溶性膳食纤维则为纤维素和木质素，通过大肠内发酵而影响大肠的功能。50% 以上的膳食纤维可经细菌作用分解为低级脂肪酸、水、二氧化碳、氢气和甲烷等。膳食纤维具有很强的吸水作用和黏滞性，可与有机化合物（如胆酸和胆固醇等）结合，还可与阳离子发生交换作用，并能在肠道内被细菌酵解。

一、膳食纤维的生理功能

膳食纤维尽管不能被人体消化道分泌的消化酶直接消化分解，但其分子结构中含有大量的羟基、羧基、醛酸基等亲水基团和活性基团，具有良好的持水

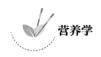

性及对阳离子、小分子有机化合物的吸附与交换能力，并能作为益生原被肠道菌群酵解利用，从而表现出较为广泛的生理活性。

（一）增加饱腹感，有利于控制体重和减肥

膳食纤维在胃内吸水膨胀，增加胃内容物体积，特别是黏度高的可溶性膳食纤维，可以减缓食物由胃进入肠道的速度，产生较为持久的饱腹感，有利于控制体重和减肥。

（二）促进肠道蠕动，有利于粪便排出

不溶性膳食纤维是肠内容物的核心成分，其吸水膨胀后对肠道产生机械刺激并促进其蠕动；膳食纤维，尤其是可溶性膳食纤维，经肠道菌群发酵产生短链脂肪酸和气体，则以化学刺激的方式促进肠道蠕动；粪便因含膳食纤维较多而吸水变软也有利于粪便的排出和防止便秘。

（三）降低血糖和血胆固醇

能明显抑制胃排空的可溶性膳食纤维可延缓小肠对糖的吸收速度，防止血糖因进食而快速升高，降低了胰岛素的释放及其对肝脏内源性胆固醇合成的刺激作用；而可溶性膳食纤维在肠道酵解后产生的醋酸、丁酸、丙酸等短链脂肪酸，可进一步抑制肝脏合成胆固醇。此外，各种纤维可吸附胆汁酸、脂肪等并降低其吸收率。

（四）调节肠道菌群、预防结肠癌

膳食纤维能吸附肠道毒素并加速其随粪便排出；肠道菌群选择性地部分酵解膳食纤维产生的短链脂肪酸，降低肠道 pH，有利于肠道益生菌的增殖而抑制有害菌的生长，从而有利于结肠癌的预防。

（五）促进肠胃蠕动

乳糖与膳食纤维可促进肠胃蠕动，预防或治疗便秘等消化道疾病；其中，乳糖还可帮助肠内有益菌生长，膳食纤维可调节脂肪与糖类吸收，有助于控制体内血糖与胆固醇的水平。

二、膳食纤维来源和参考摄入量

（一）来源

食物中的膳食纤维主要来源于植物性食物如水果、蔬菜、豆类、坚果和粮谷类。果蔬中由于水分含量较高，膳食纤维相对量较少，所以膳食纤维主要来源于粮谷类麸皮和糠，精加工类食物膳食纤维较少。

除天然食物的自然状态膳食纤维外，也可食用商品化的从天然食物中提取得到的粉末状或单晶体的膳食纤维产品。

（二）摄入量

中国居民成人中等能量膳食的每日膳食纤维摄入量为30g/d。适量食用粗杂粮、蔬菜、水果，机体膳食纤维的摄量一般能得到满足。过多的膳食纤维可与钙、铁、锌等营养素结合，从而影响其吸收利用。

膳食纤维

第八节　矿物质

矿物质属于无机物质，一般来说分子式比维生素小而且简单，但这些单一的无机元素却是人们生存所需要的，它们在体内广泛地参与多种新陈代谢过程，扮演着各自不同的关键角色。通常人们会将矿物质，依照体内需求量的不同来加以分类，人体所需矿物质因此被分成宏量矿物质和微量矿物质两大部分。

一、矿物质的特性

矿物质在自然环境中的分布极为广泛，是一种的无机元素，目前有70种以上的矿物质在人类体内被发现，不同的矿物质对人体有不同的作用，它们在组织建造、机能活动、代谢调节、信息传送及功能控制等诸多体内新陈代谢工作中，分别扮演了不同的重要角色。某些矿物质是身体组织形成不可或缺的成分，

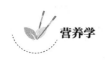

跟血液、维生素的形成相关联，有些会直接作用于免疫系统、神经传导、肌肉功能；有些能够促进消化、吸收和排泄，或者可以稳定情绪与精神状态；有些能保护身体不受毒物伤害；还有些担任辅酶形成的重要元素，对各种营养素的分解及合成具有催化作用。每一种矿物质都具有其特殊的作用和生理功能，摄取过量或不足，都会有不适的症状出现，严重的甚至会对生命造成威胁。

（一）体内分布与平衡

宏量矿物质的每日摄取需求量较多（100mg以上），在人体内含量也较高，以克（g）或毫克（mg，千分之一克）为计量单位，人体内含量最多的前七种矿物质，皆为宏量矿物质，依含量多少分别为钙（Ca）、磷（P）、硫（S）、钾（K）、钠（Na）、氯（Cl）、镁（Mg），其中钙和磷约占所有矿物质总重量的3/4。微量矿物质又称微量元素，是含量低于0.1%的元素，人体日常需求量也极小（每少于100mg），以微克（μg或mcg，百万分之一克）为计量单位，（Fe）、铜（Cu）、锌（Zn）、碘（I）、锰（Mn）、硒（Se）、钴（Co）、钼（Mo）、氟（F）、铬（Cr）等均为微量矿物质，是人体不可或缺的营养素。

虽然人体只有极少量的矿物质，但这些不断在细胞中进出的矿物质经由一系列的调控、吸收、分布及排泄过程，可让体内各种矿物质维持在一个恒定状态。既可避免过量的矿物质堆积于体内产生毒害，也能维持体内足够的矿物质存量，以供身体正常功能所需。

（二）生理功能

各式各样的矿物质分别在人体内扮演了不同角色，矿物质的常见生理功能如下。

1. 身体组织的构成成分

如钙、磷、镁等，是构成骨骼和牙齿的主要矿物质成分。

2. 协助蛋白质发挥功能

人体内存在着许多种类的酶或蛋白质，它们生理功能的正常发挥，常常需要某种特定矿物质的协助，如血红素中所含有的铁、超氧化物歧化酶（superoxide dismutase，SOD）作用所必需的铜和锌。

3. 参与生化反应

人体内随时都在不间断地进行不同生化反应，这些生化反应常常需要某些矿物质的参与才能正常运行。例如腺嘌呤三磷酸腺苷（adenosine triphosphate，ATP）必须由镁离子来协助稳定，所以只要是有用到ATP的生化反应，皆需要镁离子的参与。

4. 传递信息

某些人体内的激素或其他诱发分子与细胞接触后，会造成钙离子由细胞膜外流入细胞内，引发细胞内一连串信息的变化。而有的神经细胞则是靠着细胞膜上的钠离子及钾离子的通透性与浓度改变，来传递神经信息的。

5. 维持酸碱、渗透压、水分等的平衡

人体内的酸碱平衡、渗透压平衡及水分平衡，都有赖于血液中的钠、钾、氯等离子的协助。

6. 构成某些激素、辅酶的组成部分

硫是构成泛酸和生物素的重要元素，碘是甲状腺素的组成分子等。

（三）吸收与排泄

饮食中所摄取的矿物质，大部分都由小肠通过主动运输或被动扩散的方式进行吸收。当摄取量不高时，主动运输是主要的吸收方式，通常会有特定的蛋白来输送，将矿物质运送进小肠绒毛细胞，这个吸收动作需要消耗能量，且还常常受到其他生理因素影响。而被动扩散是矿物质直接以扩散的方式穿过小肠细胞间空隙，不需要消耗能量就可由肠道直接进入血液循环中。当矿物质的摄取量大增时，被动扩散吸收方式所占比例就会升高。

矿物质经吸收进入人体后，其主要的排泄途径是由肾脏过滤后从尿液排出体外。随着体内各种矿物质的含量变化，肾脏过滤系统的矿物质过滤效率也会随着自动调整。例如，当血液中钙质浓度偏低时，肾小管对于钙的再吸收率便会提高，以减少钙的排泄，维持体内钙离子浓度的恒定。摄取过多的矿物质，不一定都能吸收进血液循环供身体利用，未经吸收的会随着粪便排出体外。由于部分物质一旦进入体内就不易排出，所以长期摄取过量矿物质，可能会在体内堆积产生毒性，不建议长期食用超过营养素参考摄取量的矿物质。

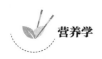

二、钙

植物化学物

钙是机体体内含量最丰富的矿物质。钙在骨骼矿化的同时形成机体的功能性储备，并且为所有的机体生理过程所必需。因此，机体具有复杂的细胞机制来调控细胞间钙移动，机体也发展了精细的调控机制维持恒定的血液钙水平。膳食钙摄入量不足与多种疾病的危险性增加有关。

体内几乎所有（99%）的钙都储存在骨骼和牙齿中，发挥着两个重要的作用。一是骨骼结构的主要部分，二能够充当"钙库"，血液中钙离子浓度有微小的下降时，骨骼中的钙都会被释放到血液中来维持平衡。骨骼中的矿物质无论是白天还是夜晚，每时每刻都在发生沉积和溶解，在不断地流动着。成年人骨架几乎每10年就被改造一遍。

（一）生理作用

1.钙在骨骼和牙齿形成中的作用

钙和磷是骨骼形成必不可少的，磷酸钙盐首先在由胶原蛋白组成的基质材料上结晶，由产生的羟基磷灰石晶体侵入胶原，并逐步为年轻人骨骼的成熟提供更多的刚性，直到骨骼发育成熟能够支持它们需要承受的体重。

2.钙的其他重要作用

钙可帮助维持正常血压；钙在血液凝固过程中起着至关重要的作用；钙对于肌肉收缩乃至心跳都是必不可少的；钙可调节激素、消化酶和神经递质的分泌；钙可激活细胞酶，这些酶调节许多代谢过程。

（二）钙的吸收

大多数成年人可从他们消化的食物中吸收25%～30%的钙。当人体需要更多的钙时，小肠会增加钙的吸收。怀孕期的女性会明显加倍吸收钙，吃母乳的婴儿大约吸收母乳中60%的钙；处在青春期的青少年可吸收他们摄入钙的35%。

（三）膳食来源

因奶中含钙量丰富且吸收率高，所以奶和奶制品是钙的重要来源。此外，豆类、坚果类、绿色蔬菜也是钙的较好来源，虾皮、海带、发菜、芝麻酱等含钙量也很高。适量的维生素、某些氨基酸、乳糖以及适当的钙磷比例均有助于钙的吸收和利用。膳食中对钙吸不利的因素有：谷物中的植酸，蔬菜中的草酸，过多的膳食纤维、脂肪及部分药物、过量蛋白质等。

（四）参考摄入量

一般而言，随着年龄增长，钙的吸收率会下降。如果摄入的食物中钙的含量较低，人体将会提高钙的吸收率。如果几个月甚至几年不摄入钙，一个成年人的钙吸收率就会提高一倍。反之，如果连续几年保持供应足量的钙，钙的吸收率可能会降低到正常水平的1/3。钙吸收的增加并不能完全补偿减少的摄入量，如果钙摄入减少，骨骼中的钙就会流失。如果成年时钙储量不足，有可能发展为骨质疏松症（osteoporosis）。中国营养学会提出成年人钙的适宜摄入量为800mg/d，青少年为1000mg/d，孕妇和乳母为1000～1200mg/d。

三、磷

磷是人体内含量第二高的矿物质（约占体重的1%，占矿物质总量的14%左右），为骨骼的构成矿物质成分之一。磷的吸收、代谢和钙一样都受到维生素D与副甲状腺素的影响，副甲腺素会减少肾脏对磷的再吸收，增加自尿液中排出磷的量，而维生素可促进磷的吸收，通常人体对磷的吸收率可高达70%。

（一）生理功能

1.骨骼及牙齿的形成

骨骼组织里，磷固着成磷酸钙的过程，可决定骨骼及牙齿的钙化。

2.能量代谢

磷酸根离子为控制碳水化合物、脂质和蛋白质氧化制造及储存人体可用能量所必需。磷对体内合成腺嘌呤三磷酸腺苷（ATP）、DNA及RNA有重要作用。

3.酸碱平衡

磷酸根离子是体液内的一种重要缓冲物质，可防止人体血液酸性改变，维持身体中的酸碱平衡。

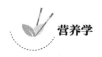

（二）需要量

建议磷的每日摄取量应低于钙，一般每日建议最低摄取量为成年人为800mg，年龄低于 18 岁者为 400 ～ 1000mg。

（三）食物来源

高蛋白食物是磷最重要的饮食来源，牛奶、鸡蛋、奶酪、肉类、谷类和核果等，都是磷良好的摄取来源。此外，有许多含磷的食品添加剂，是磷摄取过量的元凶，过量的磷会影响钙质的吸收，不利于骨骼的形成。

（四）缺乏或过量

由于磷的丰富食物来源，一般不容易发生磷缺乏的问题。但对长期服用氢氧化铝制酸剂的患者来说，则可能会因氢氧化铝的包围，使磷不易吸收，造成磷的缺乏，导致骨质流失，并伴随有衰弱、食欲不振、疲倦及疼痛等问题。

四、镁

镁主要分布在肌肉、心脏、肝以及其他一些软组织中，大约只有1%存在于体液中。当饮食中铁的摄入量太少时，骨骼中的镁会被释放出来以维持血液中的镁离子浓度。另外，肾也能储存少量镁。

（一）生理作用

镁对细胞有着不可或缺的重要作用，镁参与几百种酶的催化反应和其他细胞功能；产能营养素的能量利用和释放需要镁；镁可直接影响钾、钙以及维生素D的代谢；对正常心脏功能至关重要。此外镁和钙一起引起肌肉伸缩，钙会促使肌肉收缩，镁能够帮助肌肉放松。在牙齿中，镁能够把钙固定在牙釉质中，从而防止牙的腐蚀。

（二）缺乏与过量

1.缺乏

导致缺镁的原因有很多，比如摄入量不足、呕吐、腹泻、酒精中毒或者营养不良。服用某些药物的人也有可能缺乏镁，特别是使用利尿剂的人，大量的镁会随尿液流失。镁缺乏的症状包括低血钙水平、肌肉痉挛，也会干扰维生素D的活性，导致产生幻觉而常常被误以为是精神病或醉酒。此外，镁缺乏可能会使许多与慢性疾病相关的炎症恶化并且可能增加由于心脏病引起的中风和猝死的风险，甚至对本来健康的人群也产生影响。

2.过量

镁中毒很罕见，但镁中毒可能是致命的。镁中毒多见于补品摄入的过量。偶尔中毒可能发生在接触药物的儿童中，以及过多服用含镁的泻药、解酸药和其他药物的老年人身上，结果可能导致严重的腹泻、酸碱失衡和脱水。为了安全，当使用含镁的药物时，要注意镁的可耐受最高摄入量。

（三）推荐量和食物来源

镁的DRI推荐量在成年人中只有微小变化。镁很容易在加工过程中被洗去和丢掉，因此简单加工或者未加工的食物对于摄入镁是比较好的选择。

五、钾

人体细胞内主要带正电荷离子是钾，它在保持细胞内外电解质平衡中发挥着重要用，是一种人体必需的营养素。

（一）生理作用

1.水平衡

钾是一种重要的电解质，是人体细胞内液中含量最多的阳离子，与钠、氯等其他电解质，一起维持体内水分平衡。

2.神经肌肉活动

钾离子在神经兴奋与信息传导的过程中扮演重要的角色，亦可与钠、镁等离子一起调控肌肉活动。

3.新陈代谢

钾离子可参与葡萄糖代谢的调控和蛋白质的合成及能量产生过程。

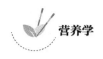

4.胰岛素的释放

当血液中葡萄糖浓度升高时，会引起胰岛素的释放，而钾离子会影响胰岛素的释放。

（二）需要量

一般建议钾的每日摄入量为 4700mg。

（三）饮食来源

许多水果、蔬菜及新鲜肉类为钾的主要食物来源，包括香蕉、杨桃、西红柿、菠菜、马铃薯、桃子和各种果汁等。

（四）缺乏或过量

钾在各类食物中分布广泛，因此钾离子的缺乏症很少，钾缺乏与饮食摄取不足相关，较常出现于部分长期腹泻、呕吐或服用利尿剂的病人。当人体血液中钾浓度过低时，可能会造成食欲不振、肌肉无力、神志不清、肠胃蠕动不良等问题。若极度缺乏则可能会引起心律不齐、呼吸肌肉衰弱、心跳停止，进而影响心脏血管的全身血液输送功能，甚至导致死亡。

六、碘

碘的生理功能是合成甲状腺素，人体中甲状腺是碘浓度最高的器官。碘通过形成甲状腺素，控制人体代谢速率及生长发育。

（一）碘缺乏

碘摄入不足会造成甲状腺肿大。怀孕期间碘缺乏会导致胎儿死亡，降低婴儿存活率，甲状腺肿可造成婴儿极端的和不可逆的智力和身体障碍，即呆小症。如果在怀孕的头 6 个月内能检测出妇女碘缺乏并得到治疗，许多智力障碍可以避免。

（二）碘中毒

摄入过多的碘也会造成甲状腺肿大，甲状腺功能低下，大剂量的碘也会导致中毒死亡。

（三）食物来源与摄入量

食物中的碘含量因植物生长的土壤不同有所区别。由于碘在海洋中最为丰富，所以海产品是碘的主要来源。海盐中碘含量很低，因为在的干燥过程中，碘会变成气体挥发到空气中。

七、铁

人体内铁存量的多少会改变肠胃对铁的吸收能力，一般人可吸收饮食中 5%～10% 的铁，缺乏铁的人则可吸收到 10%～20%。

（一）影响铁吸收率的主要因素

1.铁的存在形式

人体对血红素里的铁比较容易吸收（吸收率可达 20%～35%），对不存在于血红素中的铁则相对不容易吸收（吸收率只有 2%～20%），动物性食物中的血红蛋白和肌红蛋白为食物中血红素铁的主要来源。

2.草酸、植酸和膳食纤维

植物性食物中的草酸、植酸和膳食纤会降低铁的吸收。

3.肉类中的蛋白质

肉类中的某些蛋白质可促进非血红素铁的吸收。

4.维生素C

富含维生素C的食物可以帮助非血红素铁的吸收。

5.铜

人体内铁的利用需要铜离子参与，因此当体内铜离子缺乏时，也会出现铁缺乏的症状。

6.锌

饮食中过量的锌可能会影响铁的吸收。

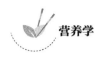
（二）生理功能

1.构成血红素

铁是红细胞中血红蛋白以及肌肉中肌红蛋白的构成要素，有协助氧气与二氧化碳输送的功能。

2.新陈代谢

体内许多化学反应，如细胞葡萄糖的代谢、抗体生成、肝脏的解毒作用、胡萝卜素转化为维生素A、合成胶原及嘌呤等，包括能量的产生以及废物和药物代谢，都需要铁的参与。

（三）缺乏与过量

铁缺乏会造成贫血，特征为红细胞数量减少或血红素量不足。缺铁性贫血是世界上最普遍的营养不良问题之一，其症状包括皮肤苍白、容易疲倦、食欲不振、对周遭事物漠不关心、发育迟缓等。

摄取过量的铁则容易引起急性肠胃不适，症状包括呕吐、腹泻，长期过量则有导致血管、神经、肝脏和肾脏等器官病变的危险。

（四）饮食来源

铁主要存在于肉类、谷物、水果、蔬菜、海产品及果汁中。虽然肉类和内脏所含的铁量并不是最高，但是因为其吸收率较高，一般饮食中最主要的铁来源。

（五）摄入量

不同性别的成年人对铁的需要量不同，成年女性对铁的需求量较成年男性高，因为女性生理期体内会流失铁。

一般成年男性每日建议最低摄取量10mg；成年女性15mg（停经后女性每日建议最低摄取量降到10mg），孕晚期每天需多摄取30mg，哺乳期每天需多添加30mg，以供制造乳汁所需。

常量元素缺乏症如表2-9所示。

矿物质

表 2-9　常量元素缺乏症状

	功能	缺乏及过多症状	影响因素	食物来源	参考摄入量
钙	1. 构成骨骼和牙齿（羟磷灰石及磷酸钙） 2. 维持肌肉和神经的正常活动 3. 激活凝血酶原 4. 参与激活多种酶的活性作用	缺乏：1. 骨骼病变；2. 儿童佝偻病，婴儿手足抽搐症；3. 成人骨质疏松 过多：1. 增加肾结石的危险；2. 奶碱综合征（高血钙症）；3. 影响铁锌镁等吸收	不利：植酸、草酸、磷酸、膳食纤维、抗酸药四环素肝素、脂肪、高蛋白加速钙的排出 有利：维生素D、氨基酸、乳糖、适当的钙磷比	最好来源：奶和奶制品 较好来源：豆类，坚果类，绿色蔬菜，各种瓜子及虾皮，发菜，芝麻酱	800mg/d
镁	1. 激活多种酶的活性 2. 抑制钾钙通道（阻止钾外流） 3. 维护骨骼生长和神经肌肉的兴奋性 4. 维护胃肠道的功能	1. 神经肌肉兴奋性亢进 2. 低镁者有房室早搏等 3. 导致胰岛素抵抗和骨质疏松		绿叶蔬菜，糙粮，坚果，饮用水	350mg/d
钾	1. 维持糖，蛋白质的代谢 2. 维持细胞内正常渗透压 3. 维持肌肉的应激性和心肌正常功能 4. 维持细胞内外正常的酸碱平衡 5. 降低血压	肌肉无力，瘫痪，心律失常，横纹肌肉裂解症，肾功能障碍		蔬菜，水果，谷类，豆类	2000mg/d
钠	1. 调节体内水分和渗透压 2. 维持酸碱平衡 3. 钠泵 4. 维持血压正常 5. 增强神经肌肉兴奋性	恶心，呕吐，血压下降，痛性肌肉痉挛，昏迷等	食盐误食可中毒，水肿，血压上升，胆固醇升高	食盐，酱油，腌制品	2200mg/d
磷	与钙一样是构成骨骼和牙齿的成分，参与糖和脂肪的吸收和代谢，能量的转移和酸碱平衡	佝偻病		分布比较广泛，不易缺乏	700mg/d

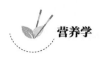

续表

	功能	缺乏及过多症状	影响因素	食物来源	参考摄入量
氯	1.维持细胞外液的容量和渗透压 2.维持体液酸碱平衡 3.参与血液CO_2的运输		氯化钠（食盐，酱油，腌制品等）、天然水		3400mg/d
铁	1.参与体内氧与二氧化碳的转运、交换和组织呼吸的过程 2.提高机体免疫力 3.催化胡萝卜素转化为维生素A	1.常见症状:贫血,疲劳,头晕,面色苍白 2.影响生长发育与智力发育,活动和劳动耐力降低 3.影响记忆力、注意力,使免疫能力降低 4.黏膜组织变化,舌炎,舌、乳头萎缩 5指甲脆薄,毛发枯黄皮肤干燥	植酸盐,草酸盐及茶叶咖啡中的多酚类物质,胃肠吸收不良	食物中存在广泛	男子15mg/d；女子20mg/d
碘	1.参与能量代谢 2.促进代谢和生长发育 3.促进神经系统发育 4.合成甲状腺激素	甲状腺肿,少数克汀病的发生,智力低下,侏儒,性发育落后,运动功能障碍	高碘性甲状腺肿	海产品,蛋,奶,其他肉类,食盐	RNI150μg/d,UL1000μg/d
锌	促进生长发育,增强免疫功能,促进物质代谢,维持生殖功能	生长缓慢,性发育障碍,性功能低下,皮肤表现伤口愈合不良、对称性糜烂,明显贫血貌,味觉嗅觉障碍,异食癖	植酸,鞣酸,纤维素不利于吸收,精细的加工,自身摄入量不足,服用影响吸收的药物等	来源广泛（海产品,红色肉类、内脏等）	RNI15.5mg/d, UL45mg/d
硒	1.构成含硒蛋白与含硒酶 2.抗氧化,抗肿瘤,抗艾滋病作用 3.对甲状腺激素调节作用 4.维持正常免疫功能,生育功能	克山病	中毒（头发脱落,指甲变形）	海产品,动物的肝、肾,其他肉类	RNI 50μg/d,UL400μg/d

	功能	缺乏及过多症状	影响因素	食物来源	参考摄入量
铜	参与体内氧化还原过程，维持正常造血，促进结缔组织形成，维护中枢神经系统健康		引起脂质代谢紊乱，葡萄糖耐量降低，主要是误食铜盐或食用与铜管接触的食物或饮料	海产品，坚果类	AI 2mg/d，UL 8mg/d
钼	增强氟的作用			存在广泛	AI 60mg/d，UL 350mg/d
铬	加强胰岛素作用，预防动脉粥样硬化，促进蛋白质代谢生长发育功能	生长迟缓，葡萄糖耐量损害，高葡萄糖血症		肉类，整粒粮食	AI 50μg/d UL 500μg/d
钴			中毒（摄入过多，注射，暴露于过量的钴环境中）	甜菜，卷心菜，洋葱，萝卜，西红柿，菠菜，蘑菇等	依赖于维生素 B_{12} 的营养状况
氟	促进骨骼和牙齿（氟磷灰石）生长，维护骨骼健康	缺乏：龋齿，骨质疏松 过多：氟骨症、氟斑牙，免疫功能损伤	中毒（氟骨症）	动物性食品，海产品	AI 1.5mg/d，UL3mg/d

课外阅读

糖类与健康问题

虽然糖类是人类饮食中最重要的营养来源之一，但过量摄取糖类也会对身体健康造成负担。市面上有许多食品添加大量的糖，如饼干、糖果、果酱、面包、早餐谷类制品、清凉饮料、咖啡、茶、甜汤等；此外，精制食品的风行及膳食纤维的缺乏，也会造成健康问题。

一、肥胖

高脂肪及高热量的食物常伴随高糖，这类食物通常含有极少量营养素，又称为空热量食物。摄入过多空热量食物是引发肥胖的主因，其中，糖类并不是造成肥胖的单一原因，脂肪的摄取也是造成肥胖的另一项重要因素。当这类食

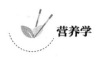

物所提供的热量超过身体所需时，会大大增加肥胖的概率。

二、龋齿

糖或淀粉都会经口中细菌分解成酸。这些酸会破坏牙齿牙质结构，当患者牙齿抵抗力不佳时，便会增加形成龋齿机会。为减少龋齿的发生，最好避免两餐之间再摄取糖或淀粉类的零食，并少吃黏性高的糖类，且应每日多注意落实口腔清洁工作。

三、便秘

乳糖与膳食纤维可促进肠胃蠕动，避免粪便长时间停留体内无法排出。若要预防或治疗便秘，建议每日至少摄取27g以上的纤维量。

四、心血管疾病

心血管疾病与血液中脂肪酸、饱和脂肪酸、胆固醇及高血压有关，当长期摄取大量的糖时，会使血液中甘油三酯含量提高，间接造成血压上升，加大心血管疾病发生的风险。

五、增加维生素与矿物质需求

体内葡萄糖代谢过程中需要维生素与矿物质的参与，尤其是维生素B_1，因此若糖类摄取过多，则维生素B_1的需求量也必须增加。

第三章

Chapter 3

各类食物的营养价值

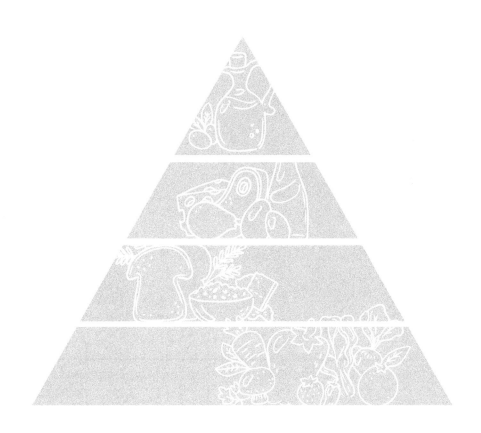

? 思考题

1. 应该从哪些方面判断食物的营养价值?

2. 食物的营养价值高低受哪些因素影响?

3. "好食物"是否营养价值就高?

生活中许多人认为肉类的营养价值比植物性食物的营养价值高,但其实植物性食物也富含维生素、矿物质和膳食纤维,每种食物都有其独特的营养价值。所以,没有一种食物是绝对的好食物,无论是动物性食物,还是蔬菜水果,只要能提供人体所需要的营养素就是好食物。

食物的营养价值(nutritional value,NV)是指食物中所含的能量和各种营养素能够满足人体营养需要的程度。营养价值的高低,取决于食物中所含营养素的种类是否齐全、数量是否充足及相互间比例是否适宜,还与在人体中被消化、吸收和利用的程度有关。不同种类的食物中,各种营养素的组成和数量不同,即使是同种类的食物,也会因为品系、部位、产地、成熟度等不同,其营养素组成和含量不同。因此,人们应当合理选择食物和采取合适的加工方法,这样才能保持营养平衡,以满足人体营养需要。

一、按其来源分类

1. 动物性食物,如畜、禽肉类,蛋类、奶类、水产品等。

2. 植物性食物,如粮谷类、薯类、豆类、蔬菜水果等。

3. 各类食物制品,是一种以天然动、植物性食物为原料,通过加工而制成的各类食物,如糖、油、罐头、糕点、酒等。

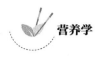

二、根据"中国居民膳食指南"分类

（一）谷类及薯类

谷类包括米、面、杂粮，薯类包括马铃薯、甘薯、木薯等，主要提供碳水化合物、蛋白质、膳食纤维及B族维生素。

（二）动物性食物

动物性食物包括肉、禽、鱼、蛋、奶等，主要提供蛋白质、脂肪、矿物质、维生素A和B族维生素。

（三）豆类及其制品

豆类及制品包括大豆及其他干豆类，主要提供蛋白质、脂肪、膳食纤维、矿物质和B族维生素。

（四）蔬菜水果类

蔬菜水果类包括鲜豆类、根茎类、叶菜、茄果等，主要提供膳食纤维、矿物质、维生素C和胡萝卜素。

（五）纯能量食物

纯能量食物包括动植物油、淀粉、食用糖和酒类，主要提供能量，植物油还可提供维生素E和必需脂肪酸。

食物类型词汇如表3-1所示

表3-1　食物类型词汇表

类别	定义
天然食品	奶和奶制品；肉类食品，如鱼和家禽；蔬菜，如干的大豆和豌豆；水果；谷物。这些食物通常被认为是营养膳食的基础，也称为基本的食物
强化食品	添加了营养素的食品。如果原材料是天然食品，比如奶和全谷物食物，那么所得到的将是高营养的食品；如果原材料是浓缩的糖或脂肪，那么得到的食品就不是很有营养

续表

类别	定义
快餐	在餐馆中点餐后几分钟之内就能得到的食物，指汉堡、薯条和奶茶等，以及沙拉以及其他的蔬菜拼盘。这些食物不一定能很好地满足人体所需营养，这取决于其选料和食用者对能量和营养素的需求状况
功能食品	含有生物活成分的天然或改良食品，被认为能够给健康带来益处，如降低疾病风险，胜过那些营养素提供的益。不过，所有营养食品对健康都有一定的益处
医疗食品	为有医学疾病的病人制造的食物，食用必须遵循医嘱
有机食品	指没有使用过人工合成的杀虫剂或化肥的食品。其实从化学角度来看，所有食品几乎都是由有机物（含碳）组成的
加工食品	经过任何加工（如研磨、改变质地、加入添加剂、烹调等）的食品，营养程度取决于其原材料及具体加工过程
主食	常吃或每天都吃的食物，如大米。如果选择得当的话，这些食物可能营养丰富

第一节　植物性食物

一、谷类食物

谷类主要包括小麦、稻米、玉米、高粱等。在我国居民的膳食结构中，谷类食物约占50%，以小麦和稻米为主，是我国居民能量和蛋白质的主要来源。谷类食物提供了我国居民膳食中能量的50%～70%和蛋白质的55%、大部分矿物质和B族维生素。

（一）糖类

谷类中糖类占谷类质量的70%～80%，其主要形式是淀粉，约占糖类总量的90%。淀粉主要分布在胚乳中，是人类最理想、最安全、最经济的能量来源。除淀粉外，谷类中还含10%的其他的糖类，如膳食纤维、糊精、葡萄糖和果糖。

谷类的营养价值

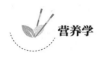

（二）蛋白质

各种谷类作物中所含蛋白质的含量不高，含量在7.5%～15.0%，主要由谷蛋白、清蛋白、醇溶蛋白和球蛋白组成。在谷类蛋白质中必需氨基酸的组成是不平衡的，赖氨酸为第一限制氨基酸，苏氨酸的含量也较低。为提高谷类食物的营养价值，常采用在大米、面粉中强化赖氨酸，利用蛋白质互补作用，将豆类等富含赖氨酸的食物与谷类食物混合食用，提高谷类蛋白质的营养价值。

（三）脂类

大多数谷类食物中脂肪含量低，只占1%～2%，但玉米、小米和小麦可达3%～7%。谷类脂肪多为不饱和脂肪酸，还含有少量植物固醇和磷脂酰胆碱。

（四）维生素

谷类食物中B族维生素含量丰富，是维生素B_1、B_2、B_6等的重要来源，营养价值较高，但碾磨加工可对这些B族维生素造成破坏。小麦和玉米胚芽中含丰富的维生素E，可作为提取维生素E的良好原料。谷类中几乎不含维生素A、维生素C和维生素D。

（五）矿物质

在谷类中的含量为1.5%～5.5%，以磷和钙为主，此外还有钾、镁、钠、氯、硫等。由于谷类食物中含有植酸，其矿物质多以植酸盐的形式存在，很难被人体消化吸收和利用，所以其营养价值不高。

二、豆类

➤豆类的营养价值

豆类的品种很多，一般分为大豆（黄豆、黑豆、青豆）和其他豆类（绿豆、小豆、蚕豆、豌豆、芸豆等），是我国膳食中优质蛋白质的重要来源。

（一）豆类的营养价值

1.糖类

大豆中糖类含量相对较少，为25%～30%，其中约有50%是可供人体利用的可溶性糖，如阿拉伯糖、半乳聚糖和蔗糖；而另50％为不能被人体消化吸收和利用的膳食纤维，这些糖类物质在肠道细菌作用下发酵产生二氧化碳和氨，可引起肠胀气。

2. 蛋白质

大豆中蛋白质的含量一般为35％～40％，是植物性食物中蛋白质含量最多的食物，含豆类食物是最好的植物性优质蛋白质来源。大豆蛋白质的氨基酸组成接近人体氨基酸模式，富含谷类蛋白质较为缺乏的赖氨酸，但苯丙氨酸、蛋氨酸较少，与谷类食物混合食用，可较好地发挥蛋白质互补作用。

3. 脂类

大豆脂肪含量为15％～20％，以不饱和脂肪酸为主，占脂肪含量的85％。大豆油还含有磷脂，此外大豆脂肪在人体的消化率高达97.5％。

4. 维生素和矿物质

大豆含有丰富的维生素和矿物质，其中维生素B_1和维生素B_2和钙、铁含量较高。除此之外，大豆还富含维生素E，干豆类几乎不含维生素C，但经发芽成豆芽后，其维生素C含量明显提高。

（二）大豆中的抗营养因素

虽然大豆的营养价值很高，但大豆中含有一些抗营养因素，影响了人体对某些营养素的消化吸收。为充分发挥大豆的营养作用，在食用大豆时，要采取有效的措施去除这些抗营养因素。

1. 蛋白酶抑制因子

蛋白酶抑制因子是存在于大豆、花生油菜籽、棉籽等植物中，能抑制胰蛋白酶、胃蛋白酶、糜蛋白酶等13种蛋白酶的物质的统称。其中存在最普遍的是胰蛋白酶抑制因子，它对人体胰蛋白酶的活性有部分抑制作用，妨碍蛋白质的消化吸收，对动物生长有抑制作用。

2. 胀气因子

大豆中的水苏糖和棉籽糖在肠道微生物作用下发酵产生二氧化碳、氢气及少量甲烷，从而造成胀气现象，故将两者称为胀气因子。

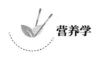

3.植酸

大豆中的植酸可与锌、钙、镁、铁等元素螯合，而影响它们被机体吸收利用。在pH4.5～5.5时，大豆中的植酸可溶解35%～75%，因此在此pH时可得到植酸含量低的大豆蛋白，大豆发芽时也可被溶解。

4.植物红细胞凝集素

植物红细胞凝集素是能凝集人和动物红细胞的一种蛋白质，可影响动物的生长发育，食用后数小时可引起头晕、头痛、恶心、呕吐、腹痛、腹泻等症状。

5.大豆中抗营养因子的消除方法

抗营养因子按其耐热的程度可分为热稳定与热不稳定两种。如胰蛋白酶抑制因子、凝血素都是热不稳定的，通过加热处理可消除。另一类物质如棉籽糖、水苏糖对热较稳定，只有在大豆制品的生产过程中通过水洗、醇溶液处理来去除。此外远红外线穿透力很强，能在较短时间内使热不稳定的抗营养因子失活。

三、蔬菜、水果类

（一）蔬菜的营养价值

蔬菜与水果的营养价值

蔬菜按其品种和可食部位可分为叶菜类、根茎类、鲜豆类、瓜茄类、花芽类和菌藻类等。不同种类蔬菜的营养素含量存在较大差异。根据颜色可将蔬菜分为深色蔬菜和浅色蔬菜，其颜色与营养成分的含量有关，一般深色蔬菜营养价值相对较高。

1.糖类

大部分蔬菜含水分较多，产生的能量相对较低。碳水化合物含量不高，一般为4%左右，根茎类蔬菜相对较多，如马铃薯、山药、藕等可达20%以上。蔬菜所含碳水化合物包括单糖、双糖、淀粉及膳食纤维。蔬菜中含单糖、双糖较多的有胡萝卜、番茄、南瓜等。许多蔬菜含有纤维素，半纤维素及果胶等，是中国居民膳食纤维的主要来源。

2.蛋白质和脂肪

大部分蔬菜蛋白质含量很低，一般为1%～2%，蔬菜脂肪含量极低，多分布于蔬菜种子中，大多数蔬菜脂肪含量不超过 1%。

3.维生素

蔬菜是人体维生素最直接、最重要的来源。蔬菜中瓜茄类维生素含量最多，其次是花菜类、叶菜类，根茎类含量较低。

4.矿物质

蔬菜中含有大量的钾，较多的钙和镁，此外还含有磷、铁、钠、铜、镁等元素，是我国居民矿物质的重要来源。一般绿色叶菜类蔬菜含有较多的钙、铁。有些蔬菜含钙、铁量虽然多，但由于同时存在较多的草酸，会阻碍蔬菜本身及一起食用的其他食物中钙和铁的吸收利用。可在食用前，用开水烫一下蔬菜，部分草酸会溶于水中，从而被除去，有利于钙和铁的吸收利用。

（二）水果的营养价值

水果品种繁多，可分为瓜果类、柑橘类、仁果类、果类等。水果还可分为鲜果类、干果类、坚果类和野果类。水果主要为人体提供各种矿物质膳食纤维及维生素，特别是维生素C、胡萝卜素、核黄素、钾、钙、镁磷等，其营养价值类似蔬菜，也是我国居民膳食维生素、矿物质以及膳食纤维的重要来源。

1.糖类

水果所含碳水化合物在 6%～28%，较蔬菜多，但因水果的种类和品种的不同差异较大。水果所含糖类主要是果糖、葡萄糖和蔗糖，此外还含有丰富的纤维素、半纤维素和果胶等。不同种类的水果其含糖的种类和数量差异较大，但一般水果的含糖量均大于蔬菜。未成熟果实中淀粉含量较高，成熟之后淀粉转化为果糖、葡萄糖、蔗糖。仁果类如苹果和梨以含果糖为主，葡萄糖和蔗糖次之；核果类如桃、杏、梅、李、枣等以含蔗糖为主，葡萄糖和果糖次之；浆果类如葡萄、草莓、石榴、猕猴桃等主要以含葡萄糖和果糖为主，蔗糖较少；柑橘类则以含蔗糖为主。果品中的淀粉以板栗香蕉、苹果等含量较多。淀粉在淀粉酶的作用下，会逐步水解后变成可溶性糖，故含淀粉多的果实经过贮藏后会变甜。水果中的山楂、柑橘、苹果等含有较多的果胶。水果中的纤维素和果胶是膳食纤维的重要来源，可增加肠壁蠕动，促进食物消化及粪便的排出，并对降低血糖、血脂、预防结肠癌有一定的作用。

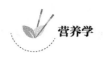

2.维生素

新鲜水果中含丰富的维生素C及胡萝卜素。一般有酸味的水果比没有酸味的水果含维生素C多，如猕猴桃、柑橘、鲜枣维生素C含量都比较高。一般红黄色水果中含胡萝卜素较高，如芒果、柿子、柑橘等。

3.矿物质

水果中含有大量的磷、钾、钙和镁，此外还含有铁、钠、铜、锌等多种人体所需的矿物质。干制水果因水分含量降低而使矿物质浓缩，因此葡萄干、杏干、无花果干、柿饼等干果是矿物质的良好来源。

4.其他

除了这些营养素外，水果中还含有有机酸、色素和芳香类物质等，这些成分使它们具有良好的色香味，能增加食欲，促进消化。此外，一些水果还含有具有特殊功能的生物活性物质，具有清除自由基，抗肿瘤、抗衰老及预防心脑血管疾病等作用。

（三）加工烹调储存对营养价值的影响

蔬菜在清洗和整理中，如摘去老叶和去皮等，可损失不同程度的营养素。蔬菜在烹调中主要损失和破坏的是水溶性维生素及矿物质，特别是维生素C。烹调对蔬菜维生素的影响与烹调过程中洗涤方式、切碎程度、用水量、pH、加热的温度及时间有关。

蔬菜清洗不合理，如先切后洗或泡在水中维生素C会严重丢失。合理做法是先洗后切或现炒现切，以减少蔬菜与水和空气的接触面积，减少损失。蔬菜煮5～10分钟，损失70%～90%的维生素C，在80℃以上温度急火快炒，维生素损失较少，凉拌加醋可减少维生素C的损失，应尽量避免挤去菜汁和弃掉菜汤的做法。烹调后的蔬菜放置时间不宜过长，否则不仅感官性状有所改变，维生素也会有损失。使用合理加工烹调方法，如先洗后切急火快炒、现做现吃是降低蔬菜中维生素丢失的有效措施。

水果大都以生食为主，不受烹调加热影响，但在加工成制品时，如果脯、干果、罐头食品等，或烹调成某些菜肴时，其所含维生素将有不同程度的损失。水果的后熟作用是水果脱离果树后的成熟过程。水果经过后熟进一步增加芳香和风味，果肉软化香甜宜食用，对改善水果质量有重要意义。香蕉、鸭梨等水果只有达到后熟才有较高的食用价值，但后熟以后的水果不宜贮藏。

　　蔬菜、水果常用的贮藏方法有：低温保藏、气调保藏（即利用一定浓度的 CO_2 等延缓后熟过程，是目前国际公认的最有效果蔬保鲜方法之一）及辐照保藏等。

▦植物性食物

第二节　动物性食物

一、畜禽类

▦肉蛋奶类的营养价值

　　畜禽肉类食物是指牲畜的肌肉、内脏及其制品。我国居民食用较多的牲畜主要有猪、牛、羊，此外也有居民食用马、驴、狗、兔、鹿肉等。禽肉包括鸡、鸭、鹅、鸽、鹌鹑、火鸡等的肌肉、内脏及其制品。畜禽肉的营养价值非常相似，不仅能供给人体优质蛋白质、脂肪、脂溶性维生素和矿物质，而且还可加工成各种制品和菜肴。肥瘦不同的肉中脂肪和蛋白质的差异最大。通常动物内脏脂肪含量少，蛋白质、维生素、矿物质和胆固醇含量较高。

（一）蛋白质

　　畜禽肉蛋白质易被人体消化吸收，属优质蛋白，鲜肉含蛋白质 10% ～ 20%，主要存在于肌肉组织中，因牲畜年龄、品种、肥瘦程度以及部位不同，含量差异较大，通常牛、羊肉蛋白质含量高于猪肉，猪里脊的蛋白质含量高于五花肉。构成畜肉类食物蛋白质的氨基酸种类、构成比例均接近人体需要，营养价值较高。此外，畜禽肉蛋白质经烹调后，一些浸出物溶出，包括肌凝蛋白原、肌肽、肌酸、肌酐、嘌呤碱和尿素等含氮浸出物，是肉汤鲜美的主要原因。

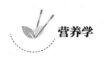

（二）脂肪

鲜肉脂肪含量为 10%～30%，畜禽肉类脂肪主要是饱和脂肪酸，熔点较高，常温下呈固态。饱和脂肪酸食用过多易引起心血管疾病。

（三）糖类

含量很低，为 1%～3%，主要是以糖原形式存在于肝脏和肌肉中，牲畜宰杀前过度疲劳，会消耗大量糖原，使糖原含量降低；在储存过程中，肉中的酶会分解糖原，也会使糖原含量下降。

（四）矿物质

鲜肉含矿物质约为 1%，内脏中含量最高，其次是瘦肉，肥肉中含量较少。畜肉类食物含铁较多，以血红素铁的形式存在，其吸收利用不受食物中其他因素的影响，生物利用率高，营养价值较高。除此之外，畜肉类食物还含有较多的磷、铜、硫、钠、钾等矿物质。

（五）维生素

畜肉类食物含有多种维生素，维生素 A、维生素 D 以及 B 族维生素含量都很丰富。维生素在内脏中的含量高于肌肉，肝脏中含量最高。禽肉还是维生素 E 的良好来源。

二、水产类食物

水产品主要包括鱼类、甲壳类和软体类等。鱼类有海水鱼和淡水鱼之分，海水鱼又分为深海鱼和浅海鱼。水产动物是人类膳食中优质蛋白、必需脂肪酸、脂溶性维生素及多种矿物质的重要来源。鱼、虾肉的营养成分因鱼、虾的种类、大小、性别、营养状况、肥瘦程度等不同而有较大差异。

（一）蛋白质

大多数鱼、虾蛋白质含量为 15%～20%。鱼类蛋白质含有的氨基酸种类较齐全，其中亮氨酸、赖氨酸、蛋氨酸、苏氨酸较丰富，色氨酸含量偏低。鱼肉肌纤维细短，间质蛋白较少，含水分较多，故肉质细嫩，易消化。

（二）脂类

鱼类脂肪含量很少，鱼、虾类食物的脂肪含量为 1%～3%。鱼类中不饱和脂肪酸含量较高，熔点较低，常温下一般呈液态，易消化吸收。鱼油是膳食中 ω-3 多不饱和脂肪酸的主要来源，主要是二十二碳六烯酸（DHA）和二十碳五烯酸（EPA）。这两种多不饱和脂肪酸具有抗癌、预防动脉粥样硬化的作用。

（三）糖类

糖类主要以糖原形式存在，含量较低，约为 1.5%。有些鱼不含碳水化合物如草鱼、青鱼、银鱼、鲈鱼等。海蜇、牡蛎、螺蛳等水产品中碳水化合物含量可达 7%。

（四）矿物质

鱼肉中矿物质含量为 1%～2%。其中钙的含量多于畜禽肉，但吸收率较低。钙的含量较畜、禽肉高，是钙的良好来源，如虾皮中含钙量很高，为 991mg/100g。海水鱼类含碘丰富。此外，鱼类含锌、铁、硒也较丰富。河虾富含钙、锌，其钙含量可达 325mg/100g，锌含量高达 2.24mg/100g。河蚌中锰的含量高达 59.6mg/100g，河蚌、田螺、鲍鱼等也是补铁的良好食物。软体动物中矿物质含量为 1%～1.5%，其中钙、钾、铁、锌、硒、锰等含量较多，如生蚝锌含量可达 71.2mg/100g，蛏干 13.6mg/100g，螺蛳 10.2mg/100g，海蟹、牡蛎和海参等富含硒，均高达 50μg/100g。

（五）维生素

鱼类中维生素 A、D、E、B_1、B_2、PP 含量均较多，但几乎不含有维生素 C。深海鱼的鱼油和肝脏尤其富含维生素 A 和 D，是膳食维生素 A 和 D 的重要来源。有些生鱼中含有硫胺素酶和催化硫胺素降解的蛋白质，生鱼存放时间过久或直接生吃，可使维生素 B_1 含量降低。

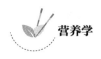

三、蛋类食物

蛋类食物包括鸡蛋、鸭蛋、鹅蛋、鸽子蛋、鹌鹑蛋等及蛋制品。其中我国居民食用最多的是鸡蛋。各种蛋类结构基本相似。在我国居民膳食构成中蛋类约占 1.4%，主要提供优质蛋白质、丰富的维生素及一些矿物质等。

（一）蛋的结构

各种蛋类大小不一，但结构基本相似，主要由蛋壳、蛋清、蛋黄三部分构成。以鸡蛋为例，每只鸡蛋平均重约 50g。其中，蛋壳约占全蛋重的 11%，主要由碳酸钙构成，蛋白膜和内蛋壳膜紧密相连，阻止微生物进入蛋内；蛋白膜之内为蛋清，蛋清占全蛋重的 55%～60%，为白色半透明黏性溶胶状物质，接近蛋黄部分较为黏稠；蛋黄占全蛋重的 30%～35%，由无数富含脂肪的球形微胞组成，为浓稠、不透明、半流动黏稠物，表面包有蛋黄膜，由两条韧带将蛋黄固定在蛋的中央。蛋壳的颜色由白色到棕色，深浅不一，因鸡的品种而异，与蛋的营养价值无关。

（二）主要营养成分

1.蛋白质

蛋类食物蛋白质含量一般都在 10% 以上，蛋清中含蛋白质较少，蛋黄中较多，加工成松花蛋或咸蛋后，含量变化不大。鸭蛋、鹅蛋白质含量与其大体相同。鸡蛋蛋白质氨基酸组成与人体需要最接近，因此是所有食物蛋白质中生物价最高的。蛋清中含有 40 种以上的蛋白质，主要包括卵清蛋白、卵黄球蛋白等。鸡蛋蛋白质含有人体所需的全部必需氨基酸，而且各种氨基酸含量丰富，比例也适宜人体需要，其生物价高达 94，易被人体消化吸收和利用，经常被用作参考蛋白质。但生蛋清中因含有卵巨球蛋白等抗蛋白酶活性物质，其消化吸收率仅为 50% 左右。烹调后蛋清完全凝固，可使各种抗营养因子完全失活，消化率可达 96%。蛋黄中的蛋白质主要是与脂类相结合的脂蛋白和磷蛋白，受热能形成凝胶，所以在煎蛋、煮蛋时成为凝固状态。由于蛋黄凝固点高于蛋清，故烹调时蛋黄比蛋清难凝固。

2.脂类

禽蛋中含有 11%～15% 的脂肪，脂类主要集中在蛋黄中，蛋清中含量极少。蛋黄中的脂肪几乎全部以乳化形式存在，分散为细小颗粒，消化吸收率可达 95%。蛋黄中脂肪含量占 28%～33%，其中甘油三酯含量占 62%～65%，磷脂占 30%～33%，胆固醇占 4%～5%。蛋类食物胆固醇含量极高，每个蛋约含胆固醇 200～300mg。

3.糖类

蛋类食物糖类含量极低，约为 1%。蛋黄中的糖类主要是葡萄糖，蛋清中主要是半乳糖和甘露糖。大部分糖类以与蛋白质相结合的形式存在，另一部分游离存在。

4.矿物质

蛋类的矿物质主要存在于蛋黄中，蛋黄中含矿物质 1.0%～1.5%。蛋类食物中矿物质含量受饲料、品种、季节等多方面的影响，尤其受饲料的影响较大。各类矿物质主要存在于蛋黄部分，蛋清部分含量较低。蛋类食物含磷最丰富，约为 240mg/100g，其次是钙，含量约为 11mg/100g。此外还含有丰富的钠、铁、锌、镁、硒等矿物质。蛋类食物中所含铁元素数量虽高，但以非血红素铁形式存在，其与蛋中磷蛋白结合，较难吸收利用，生物利用率低。尽管如此，由于蛋黄中铁含量丰富，分布又集中，所以仍可将蛋黄作为婴幼儿补铁的来源。

5.维生素

蛋类维生素含量丰富，种类齐全，主要集中于蛋黄中，包括所有的B族维生素、脂溶性维生素和微量的维生素C。此外，蛋类食物中维生素的含量受品种、季节和饲料等多方面的影响，如鸭蛋和鹅蛋的维生素含量高于鸡蛋。

6.抗营养因子

禽蛋中的某些蛋白质具有抗原活性，生吃蛋类可使人体发生超敏反应。禽蛋中含有 0.05% 的抗生物素蛋白，能结合生物素，使肠道不能消化吸收生物素，从而引起体内生物素缺乏。禽蛋也含有抗胰蛋白酶物质，对肠道胰蛋白酶活性有抑制作用，影响食物蛋白质的消化吸收，上述三类物质皆可通过加热而失活。因此，为提高禽蛋的消化利用率，禽蛋宜熟吃而不宜生吃。

蛋类各主要营养成分的含量如表 3-2 所示。

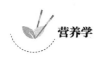

表 3-2　蛋类各部分的主要营养成分（g/100g）

营养成分	全蛋	蛋黄	蛋清
水分	69.3～75.8	44.9～57.8	84.4～88.4
蛋白质	11.1～14.4	14.5～15.5	8.9～11.6
脂类	6.4～15.6	26.4～33.8	0.1
糖类	1.3～5.6	3.4～6.2	1.0～3.2
矿物质	1.0～1.2	1.4～2.8	0.6～0.8

四、奶及奶制品

奶类包括牛奶、羊奶、马奶及其制品。人们食用最多的是牛奶，奶经浓缩，发酵等工艺可制成奶制品，如奶粉、酸奶、炼乳等，奶及奶制品所含营养素种类齐全，组成比例适宜，容易消化吸收，营养价值高，是各年龄组健康人群的理想食物。奶类的主要成分是水、蛋白质、脂肪、乳糖、矿物质，维生素等，其中水分含量占 86%～96%（表 3-3）。

表 3-3　不同奶中主要营养素含量比较（每 100g）

营养成分	人乳	牛乳	羊乳
水分 /g	87.6	89.9	88.9
蛋白质 /g	1.3	3.0	8.9～11.6
脂类 /g	3.4	3.2	3.5
糖类 /g	7.4	3.4	5.4
热能 /kJ	272	226	247
钙 /mg	30	104	82
磷 /mg	13	73	98
铁 /mg	0.1	0.3	0.5
视黄醇当量 /μg	11	24	84
硫胺素 /mg	0.01	0.03	0.04
核黄素 /mg	0.05	0.14	0.12
尼克酸 /mg	0.20	0.10	2.10
抗坏血酸 /mg	5.0	1.0	

（一）奶的营养价值

1.蛋白质

牛奶中的蛋白质含量约在3.0％，主要由酪蛋白（79.6％）、乳清蛋白（11.5％）和乳球蛋白（3.3％）组成。酪蛋白属于结合蛋白，与钙、磷等结合形成酪蛋白颗粒并以胶体悬浮液的状态存在于牛奶中，该结合蛋白对酸敏感。乳清蛋白不耐热，加热时发生凝固并沉淀，对酪蛋白有保护作用。乳球蛋白与机体免疫有关。牛奶蛋白质中含有全部人体必需氨基酸，属优质蛋白质。奶类含有丰富的赖氨酸，是谷类食物的良好天然互补食物。奶类蛋白质消化吸收率为87％～89％，生物价为85，牛奶中蛋白质含量较人乳高2倍多（分别为30％和1.3％），酪蛋白与乳清蛋白的构成比与人乳恰好相反，因此一般利用乳清蛋白改变其构成比，使之近似人乳蛋白质的构成。羊奶的蛋白质含量低于牛乳，约为1.5％，酪蛋白的含量较牛奶略低，在胃中所形成的凝乳块较小而细软，更容易消化，婴儿对羊奶的消化率可达94％以上。

2.脂肪

奶中脂肪含量为3％～5％，以乳粒状的脂肪球形式分散在乳浆中，容易消化吸收，吸收率达97％。奶脂肪中油酸占30％，亚油酸和亚麻酸分别占5.3％和2.1％，短链挥发性脂肪酸约占9％，是乳脂肪风味良好的原因。此外乳中还含有少量的磷脂酰胆碱及胆固醇。

3.糖类

奶中所含糖类主要为乳糖，其含量为3.4％～7.4％，人乳中含量最高，羊奶居中，牛奶最少。乳糖具有调节胃酸、促进胃肠蠕动、促进钙吸收和消化液分泌等作用，还能助长肠道乳酸杆菌的繁殖，抑制腐败菌的生长，对婴幼儿的消化道有重要意义。由于牛奶中乳糖含量较低，乳糖的甜度为蔗糖的1/6，单用牛奶喂养婴儿时，除调整蛋白质含量和构成外，还应适当增加甜度。人体消化道中乳糖酶可将乳糖分解为葡萄糖和半乳糖，部分人食用牛奶后常发生腹泻等症状，是因为肠道中缺乏乳糖酶，大量食用乳制品可出现乳糖不耐受，可改换为食用酸奶加以避免。

4.矿物质

乳制品中富含多种矿物质，牛奶中的矿物质含量为0.7％～0.75％，主要包括

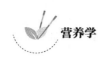

钙、磷、钾、钠、镁、氯、硫、铜铁等。100ml牛奶中含钙110mg，且吸收率高，因此牛奶是钙的良好来源。牛奶含铁量很低，用牛奶喂养婴儿时应注意铁的补充。

5.维生素

奶中含有人体所需的各种维生素，包括维生素A、维生素D、维生素E、维生素K、各种B族维生素和微量的维生素C。奶中矿物质含量与奶牛的饲养方式有关，放牧期牛奶中维生素A、维生素D、维生素C和胡萝卜素的含量明显多于棚内饲养期。此外，牛奶是B族维生素的良好来源，尤其是维生素B_2的良好来源。

6.其他成分

牛奶中的溶菌酶有抗菌能力，新鲜未经污染的牛奶可以在4℃以下保存36小时之久。因此，溶菌酶对牛奶的保存有重要意义。乳中的过氧化物酶也具有一定的抗菌作用。牛奶中核酸含量较低，痛风患者可以食用。牛奶中大部分核苷酸以乳清酸的形式存在，它具有降低血液胆固醇浓度和抑制胆固醇合成的作用。奶中含有大量的生理活性物质，其中较为重要的有免疫球蛋白、乳铁蛋白、激素、生物活性肽和生长因子等。

（二）奶制品的营养价值

1.奶粉

奶粉是鲜奶经脱水干燥制成的粉。根据食用要求可制成全脂奶粉、脱脂奶粉、调制奶粉等。

（1）全脂奶粉

全脂奶粉是将鲜奶消毒后除去70%～80%水分，经喷雾干燥或热滚筒法脱水制成。喷雾干燥法所制奶粉粉粒小，溶解度高，无异味，营养成分损失少。热滚筒法生产的奶粉颗粒较大不均，溶解度小，营养素损失较多。一般全脂奶粉的营养成分约为鲜奶的8倍。

（2）脱脂奶粉

脱脂奶粉是将鲜奶脱去脂肪，再经上述方法制成的奶粉。脱脂过程中脂溶性维生素损失较多，其他营养成分变化不大。脱脂奶粉一般供腹泻婴儿及需要少油膳食的患者食用。

（3）调制奶粉

调制奶粉又称配方奶或母乳化奶粉，该奶粉是以牛奶为基础，按照人乳组成的模式和特点，加以调整和改善，使其更适合婴儿的生理特点和需要。调制奶粉主要是改变牛奶中酪蛋白的含量和酪蛋白与乳清蛋白的比例，以适当比例强化各种维生素和微量元素，补充乳糖等。

2. 酸奶

酸奶是在消毒鲜奶中接种乳酸杆菌，并使其在控制条件下生长繁殖制成的奶制品。牛奶经乳酸菌发酵后乳糖变成乳酸，蛋白质凝固和脂肪不同程度地水解，形成了独特的风味。游离的氨基酸和肽增加，因此更易消化吸收维生素A、维生素B_1、维生素B_2等的含量与鲜奶含量相似，但叶酸含量却增加了1倍，胆碱也明显增加，乳糖减少。这使乳糖酶活性低的成人易于接受乳酸菌中的乳酸杆菌和双歧杆菌为肠道益生菌，进入肠道可抑制一些腐败菌的生长繁殖，调整肠道菌相，防止腐败胺类产生，对维护人体健康有重要作用。

3. 炼乳

炼乳为浓缩奶的一种，分为淡炼乳和甜炼乳。淡炼乳是新鲜奶经低温真空条件下浓缩，除去约2/3的水分，再经灭菌而成，因加工过程中维生素会遭受一定的破坏，所以常用维生素加以强化，按适当的比例冲稀后，营养价值基本与鲜奶相同。淡炼乳在胃酸作用下可形成凝块，便于消化吸收，适合婴儿和对鲜奶过敏者食用。甜炼乳是在鲜奶中加约15%的蔗糖后按上述工艺制成其中糖含量可达45%左右，渗透压增大，成品保质期变长，因糖分过高，食用前需经大量水冲淡。

4. 干酪

干酪也称奶，为一种营养价值很高的发酵乳制品，是在原料乳中加入适当量的乳酸菌发酵剂或凝乳酶，使蛋白质发生凝固，并加盐、压榨排除乳清之后的产品，干酪中的蛋白质大部分为酪蛋白，经凝乳酶或酸作用而形成凝块。但也有一部分清蛋白和球蛋白被机械地包含于凝块之中。经过发酵作用，奶酪当中还含有肽类、氨。

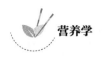

5.奶油

奶油是从牛奶中分离的脂肪制成的产品，脂肪含量为80%～83%，而水、氨基酸和非蛋白氮成分低于16%，主要用于佐餐、面包和糕点制作。

第三节　油脂、坚果类

一、油脂

食用油脂是人类能量的一大来源，按其来源可以分为动物性油脂、植物性油脂和人造油脂。常见的食用动物油脂有猪油、牛油、羊油、鱼油、奶油等，食用植物油包括豆油、花生油、菜籽油、玉米油、芝麻油、葵花籽油、茶油、沙拉油、橄榄油等。食用油脂常用来改善食物风味，加快烹调速度，并被广泛应用于食品工业。

（一）食用油脂的组成特点与营养价值

1.食用油脂的组成特点

油脂是由1分子甘油和3个不同脂肪酸通过酯键相结合形成的酯。植物性油脂含不饱和脂肪酸多，熔点低，常温下呈液态，通常称为油，消化吸收率高。不同的植物性油脂其不饱和脂肪酸的组成亦不同。动物性油脂相对含饱和脂肪酸和单不饱和脂肪酸比较多，而多不饱和脂肪酸含量较少，熔点较高，常温下一般呈固态，又称为脂，消化吸收率不如植物性油脂高。

2.食用油脂的营养价值

①提供能量，人体每天由油脂提供的能量占总能量的20%～30%，食用油脂是每天膳食脂肪的主要来源，每天膳食烹调用油以不超过25g为宜。②提供必需脂肪酸，植物性油脂是必需脂肪酸的良好来源，必需脂肪酸是细胞膜的重要成分，也是合成前列腺素的原料。③脂溶性维生素的溶剂和来源。油脂还是各

种脂溶性维生素的载体，可促进这些维生素消化吸收。豆油、玉米胚芽油、葵花籽油和米糠油含有丰富的维生素E，具有较好的氧化稳定性，利于保存。部分植物油还含少量胡萝卜素和维生素D。黄油、奶油中含有一定量的维生素A和维生素D。

（二）食用油脂的卫生问题

油脂长时间暴露在空气中，受外界氧气、紫外线、温度、水分以及微生物等多种因素的作用，发生分解氧化，产生一些低分子脂酸及酮醇类物质和过氧化脂质，这一油脂变质的过程即称为油脂酸酸败。油脂酸酸败使其营养价值降低，并且会产生对人体有害的物质，食用后出现恶心、呕吐、腹泻等症状，严重酸败的油脂是禁止食用的。所以，食用油脂不宜长期存放，要保存时也要把口封好放在阴避光和干燥阴凉处，减少其与空气、紫外线、高温，水汽和金属接触的机会。

油料种子容易受到一些生物性和化学性有害物质的污染，最常见的是黄曲霉毒素污染。在各种油料种子中，花生最容易受到污染。

黄曲霉毒素是一种强致癌物，尤其是致人类原发性肝癌。我国制定了严格的卫生标准，限制植物油中的黄曲霉毒素含量。

二、坚果

坚果以种仁为食用部分，因外覆木质或革质硬壳而得名。坚果是人类作为油料和淀粉食物的主要品种之一。按照脂肪含量的不同，坚果可分为油脂类坚果和淀粉类坚果，前者富含油脂，包括核桃、榛子、杏仁、松子、腰果、花生、葵花籽、西瓜籽、南瓜子等；后者淀粉含量高而脂肪含量少，包括栗子、银杏、莲子等。

坚果是一类营养丰富的食物，其共同特点是低水分含量和高能量，富含各种矿物质和B族维生素。从营养素含量而言，油脂类坚果优于淀粉类坚果。但是坚果含能量较多，不可多食，以免能量摄入过剩导致肥胖。

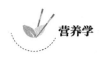

（一）蛋白质

坚果是植物蛋白质的良好补充。坚果类蛋白质的氨基酸组成各有特点，但因缺乏一种或几种必需氨基酸，生物价较低。所以坚果与其他食物一起食用可发挥蛋白质的互补作用，提高蛋白质的营养价值。

（二）脂肪

坚果类食物是一类高能量食物，油脂类坚果的脂肪含量达40%以上。坚果含有的脂肪多为不饱和脂肪酸，必需脂肪酸亚油酸和α-亚麻酸含量丰富，是优质的植物性脂肪。

（三）糖类

淀粉类坚果是糖类的良好来源，淀粉含量都在60%以上，可与粮谷类食物一起烹调。坚果类食物虽然富含淀粉，但血糖生成指数较精制米面为低，同时膳食纤维含量也比较高。

（四）维生素

坚果是维生素E和B族维生素（如维生素B_1、烟酸和叶酸）的良好来源。油脂类坚果含有大量的维生素E，而一些坚果（如杏仁）含有一定量的维生素C。

（五）矿物质

坚果富含钾、镁、磷、钙、铁、锌等元素，是多种微量元素的良好来源。杏仁和榛子是钙的较好来源。芝麻富含铁、锌、铜、锰等元素，是传统的补充微量元素的食物。一般来讲，油脂类坚果矿物质含量高于淀粉类坚果。

三、几种常见的食用油脂

常见的食用油脂有豆油、花生油、芝麻油、菜籽油等。豆油是中国人的主要食用油之一，生产量和消费量都很高。

（一）豆油

豆油的营养价值较高，含有丰富的不饱和脂肪酸，尤其是亚油酸含量高达

50%～55%。脂肪酸构成较为合理，有显著降低血清胆固醇含量、预防心血管疾病的功效。大豆中还含有维生素E、维生素D以及丰富的磷脂酰胆碱，对人体健康均非常有益。

（二）花生油

花生油具有独特的花生气味和风味，含不饱和脂肪酸80%以上（其中含油酸41.2%，亚油酸37.6%），脂肪酸构成合理，易于人体消化吸收。另外，花生油中还含有可以防止皮肤皲裂老化，保护血管壁，防止血栓形成，有助于预防动脉硬化和冠心病的成分。

（三）芝麻油

芝麻油是我国最古老的食用油之一，有普通芝麻油和小磨香油之分，它们都是以芝麻为原料所制取的油品。从芝麻中提取出的油脂，无论是芝麻油还是小磨香油，含油酸35.0%～44.4%，亚油酸37.7%～48.4%。芝麻油的消化吸收率达98%。芝麻油中不含对人体有害的成分，而含有特别丰富的维生素E和比较丰富的亚油酸，同时还含有1%左右的芝麻酚、芝麻素等天然抗氧化剂，稳定性很高，经常食用芝麻油可调节毛细血管的渗透作用，加强人体组织对氧的吸收能力，改善血液循环，促进性腺发育，延缓衰老，保持青春，所以芝麻油是食用品质好，营养价值高的优良食用油。

此外，还有茶树油，盛产于马来西亚、印度尼西亚和非洲某些地区的棕榈油，我国食用量最大的动物油脂是猪油，由牛奶脂肪分离搅拌而成的奶油，以及用植物油进行氢化反应制成的人造黄油等。

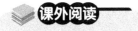 **课外阅读**

黑木耳在减重方面的应用

黑木耳（学名：*Auricularia auricula*），又称云耳、光木耳、木蕊、木菌、树鸡，是木耳科，木耳属的一种食用菌。

黑木耳的营养价值高于白木耳，每100克木耳富含膳食纤维（78.1g）是米（0.3g）的260倍，可以帮助肠胃蠕动，能有助于解决便秘症状，也有助于保护肠胃道。维生素 B_2（0.113mg）是米（0.02mg）的近 6 倍，而维生素 B_2 可溶于水并且对热稳定，并作为辅酶，参与能量与脂质代谢反应。根据每日营养素建议摄取量，每 1000 千卡需要 0.55mg 维生素 B_2。

黑木耳干燥后再吸水的膨胀系数很高，再经过特殊萃取技术及纳米化技术理论研发出来的产品，膨胀系数高达三十几倍，对于减重有特别的效果，食用后让胃有"饱足感"。黑木耳本身含有纤维素、半纤维素、果胶等不易消化的膳食纤维，保水性高对宿便者具良好的促进排便效果。木耳所含的酸性多糖有明显的降胆固醇作用，可以清除血管内的胆固醇，并降低血脂浓度。

黑木耳因富含膳食纤维、增加饱足感及富含维生素 B_2 可帮助能量代谢，常被用来控制体重，也因此成为热门食品。

食品的选购　　食品添加剂　　油脂、坚果

第四章

Chapter 4

各类人群的营养特点

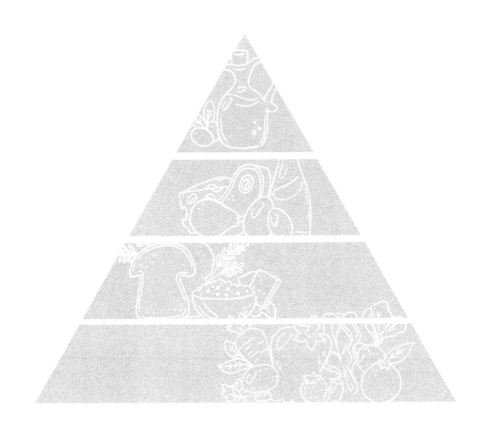

？思考题

1.在不同的人生阶段，人的生理特点如何？

2.在不同的人生阶段，人的营养需求各有什么特点？

第一节　孕妇的营养

孕妇的合理营养对保证胎儿的正常生长是十分重要的。孕妇除了要保证自身所需营养素外，还要提供胎儿生长所需要的营养素。孕期营养状况对于胎儿生长发育会产生至关重要的影响。在胎儿器官发育完善的关键时期孕妇必须及时提供所需的营养。早期营养不足使婴儿器官发育的关键时期受到限制，会造无法弥补的损失。高危妊娠因素如表4-1所示。

表 4-1　高危妊娠因素

因素
孕前 BMI 低于或高于正常
妊娠期体重不足或过重
营养缺乏或饮食失调
贫困、缺乏家庭支持、教育水平低、食品有限
年龄，尤其是 15 岁（或更年轻的）或 35 岁或更年长者
怀孕时间间隔短或长（＜ 18 个月或＞ 59 个月）
以前的生育问题，如出生儿体重低或高
怀了双胞胎或三胞胎
妊娠高血压或妊娠糖尿病
糖尿病，心脏、呼吸系统和肾的疾病，某遗传性疾病，特殊饮食和药物

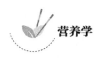

一、生理特点

母体自受精卵着床，体内便发生一系列生理变化以适应妊娠期自身及胎儿生长发育的需要，并为产后泌乳进行准备。

（一）内分泌的变化

孕期卵巢及胎盘分泌的激素增加，人绒毛膜促性腺激素、雌激素水平的增加可调节碳水化合物、脂肪的代谢，体内合成代谢加快，基础代谢率从孕中期开始增高。循环血中胰岛素水平增加，但胎盘、甲状腺、肾上腺分泌的各种拮抗胰岛素的激素也增加，因此孕期容易出现糖耐量异常和糖尿病。

（二）主要器官的负荷增大

随着妊娠期的增加，孕妇的血容量也不断增加，由于红细胞增加的幅度低于血浆容量，形成血液的相对稀释，称为孕期生理性贫血。血容量的增加使心脏和肺脏的负荷增加，孕晚期由于膈肌上升，心脏向上向前移位，心率增快，心脏负担增大。

（三）消化系统的变化

孕早期由于激素水平的改变，往往出现恶心、呕吐、食欲减退等妊娠反应，严重者危及胎儿的安全。孕中晚期，胃肠道平滑肌细胞松弛，张力减弱，蠕动减慢，胃排空延迟，消化液分泌减少，常有消化不良和便秘等症状出现。

（四）体重增加

健康初孕妇妊娠期体重增加平均为 12.5kg。增重过少或过快过高都对母子双方不利。理想的情况是妊娠前三个月增加体重 1.0 ～ 1.5kg，以后平均每周增重不超过 0.5kg。

二、营养需求

（一）能量、碳水化合物、蛋白质和脂肪

孕期能量的摄入量应与消耗量保持平衡，能量摄入过多，会造成母亲体重过高，对母子双方无益。中国营养学会建议的孕期能量为孕早期不变，孕中期每日增加 300kcal，孕晚期每日增加 450kcal。孕期蛋白质的需要量随着妊娠期的延长而增加。葡萄糖是胎儿的唯一能源，孕期母体耗用的葡萄糖较多，妊娠后半期肝糖原合成及分解增强，因此碳水化合物需求增加。中国营养学会建议孕期蛋白质RNI增加值为孕早期不变，孕中期增加 15g/d，孕晚期增加 30g/d。孕妇需摄入适量的脂类物质以保证胎儿的正常发育及脂溶性维生素的吸收，特别是必需脂肪酸，对脑细胞和神经组织的发育具有重要作用。适当的脂肪积累有利于产后乳汁的分泌，妊娠全过程约需储存脂肪 2 ～ 4kg。

（二）矿物质

孕期需要大量的矿物质满足胎儿的需要。钙、磷、镁参与骨骼的形成，摄入不足会影响胎儿骨骼的发育。新生儿体内约含有 25 ～ 30g钙，大部分是在孕晚期由孕妇体内转移到胎体内的。中国营养学会推荐的孕早期钙的RNI为800mg/d，孕中期、晚期为 1000mg/d。据调查，我国孕妇贫血患病率平均为 30%左右。孕期应特别注意铁的补充。大量的动物实验研究结果表明，母体锌摄入量充足可以促进胎儿生长发育和预防先天性畸形。妊娠期母体甲状腺功能活跃，碘的需要量增加。

（三）维生素

妊娠期需要大量的维生素来满足胎儿生长发育的需要，尤其是对叶酸和维生素B_{12} 的需要量非常大。叶酸在预防神经管缺陷中起到了非常重要的作用，孕妇叶酸缺乏还可使先兆子痫、胎盘早剥的发生率增高。妇女于孕前 1 个月至孕早期 3 个月内应每日增补叶酸，能有效降低神经管畸形的发生率，叶酸丰富的食物见表 4-2。

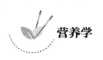

表 4-2　叶酸丰富的食物

食物	DFE（叶酸当量）
85g 肝	221μg
100g 扁豆	179μg
90g 芦笋	134μg
30g 菠菜	58μg
112g 牛油果	61μg
240ml 橙汁	74μg
72g 甜菜	68μg

三、常见营养问题

（一）妊娠呕吐

孕妇在妊娠早期会出现程度不同的妊娠反应，表现为头晕乏力、食欲减退、恶心呕吐等症状。轻微的妊娠反应一般不会影响健康，但少数孕妇恶心呕吐持续时间较长，使机体长时间处于饥饿状态，这时机体主要动用脂肪组织供给能量，导致酮体在体内积聚，引起代谢性酸中毒，严重则可影响孕妇和胎儿的健康。

（二）妊娠期糖尿病

我国妊娠期糖尿病的发病率为 1%～3%。妊娠期糖尿病的原因可能是孕期体内拮抗胰岛素的激素增多。妊娠期糖尿病极大增加了胎儿宫内发育迟缓、巨大儿、胎儿畸形、早产的发生率，对母婴均可造成很大危害。一旦发生孕期糖耐量异常，必须进行饮食控制，必要时用药物进行治疗。

（三）妊娠高血压

妊娠合并高血压简称妊高征，以高血压、水肿、蛋白尿为主要临床症状，严重时可发生子痫、心肾功能衰竭，严重威胁母婴的生命安全。与营养相关的超重、营养不良、肥胖、代谢异常等都是妊高征的危险因素。

（四）营养性贫血

营养性贫血包括缺铁性贫血和缺乏叶酸、维生素B_{12}引起的巨幼红细胞性贫血。孕晚期缺铁性贫血是孕妇普遍存在的营养问题，主要原因是铁摄入不足、植物性食物中的铁吸收利用差以及孕妇对铁的需要量增加等。虽然孕期机体储存铁比平时多，但需要量增加，铁储备依然不足，因此应在孕、中晚期注意铁的补充。

四、合理营养

中国营养学会颁布《中国居民膳食指南》，对孕妇的膳食有特别的推荐。育龄妇女在计划怀孕前3～6个月即应开始调整自身的营养状况和生活习惯，为成功妊娠做准备。

（一）孕前及孕早期应增加海产品的摄入

孕期缺碘增加新生儿发生克汀病的危险，因此应注意碘的补充。考虑到孕期对碘的需要增加、碘缺乏对胎儿的严重危害、孕早期妊娠反应影响碘摄入，以及碘盐在烹调等环节可能的碘损失，建议备孕妇女除规律食用碘盐外，每周再摄入1次含碘丰富的食物，如海带、紫菜、裙带菜、贝类、海鱼，以增加一定量的碘储备。

（二）常吃含铁丰富的食物

孕前缺铁容易导致早产、新生儿低体重等，孕前女性即应开始储备足够的铁以供孕期利用。孕前至整个孕期均应经常食用含铁丰富的食物。必要时可在医生指导下补充适量铁剂。同时应注意多摄入富含维生素C的蔬菜和水果，或在补充铁剂的同时补充维生素C，以促进铁的吸收。

（三）摄入足量的富含碳水化合物的食物

孕早期无明显早孕反应者可继续保持孕前平衡膳食，孕吐较明显或食欲不佳的孕妇不必过分强调平衡膳食，可根据个人的饮食嗜好和口味选用清淡适口、容易消化的食物，少食多餐，清淡适口的饮食能促进食欲，有利于降低妊娠反

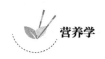
应。少吃多餐，坚持在两次呕吐之间进食，保证能量的摄入，照顾孕妇的饮食偏好，不必片面追求食物的营养价值。对于妊娠反应较重的孕妇，应根据情况适时调整进餐数量和次数，不必强调饮食的规律性。可根据孕妇的喜好适宜地安排清淡适口的饮食。

（四）增加奶、鱼、禽、蛋、瘦肉的摄入

孕期在平衡膳食的基础上需额外增加鱼、禽、蛋、瘦肉的摄入。当孕妇体重增长较多时，可多食用鱼类而少食用畜禽类，鱼类尤其是深海鱼类等含有较多的多不饱和脂肪酸，每周最好食用 2～3 次。食用畜禽类时尽量剔除皮和肉眼可见的肥肉，畜肉可优先选择牛肉。

（五）补充叶酸

怀孕准备期、孕早期多摄入富含叶酸的食物并补充叶酸。育龄妇女从计划怀孕开始，即应多摄取富含叶酸的动物肝脏、深绿蔬菜及豆类。建议最迟应从孕前 3 个月开始每日补充叶酸 400μg，并持续整个孕期。

（六）调整孕前体重至适宜水平

肥胖或低体重备孕妇女应调整体重，使BMI达到正常范围，并保持适宜体重，以在最佳的生理状态下孕育新生命。低体重（$BMI < 18.5kg/m^2$）的备孕妇女，可通过适当增加食物量和规律运动来增加体重，每天可有 1～2 次的加餐，如每天增加牛奶、肉类及蛋类富含优质蛋白食物的摄入。肥胖（$BMI \geqslant 28.0kg/m^2$）的备孕妇女，应改变不良饮食习惯，减少高能量、高脂肪、高碳水化合物食物的摄入，多选择富含膳食纤维、营养素密度高的食物，并增加运动。

（七）孕期体重监测和管理

孕早期应每月测量 1 次体重，孕中、晚期应每周测量体重，并根据体重增长速率调整能量摄入和身体活动水平。体重增长不足者，可适当增加能量密度高的食物摄入，体重增长过多者，应在保证营养素供应的同时注意控制总能量的摄入，并适当增加身体活动。孕妇一日食谱举例见表 4-3。

表4-3 孕妇一日食谱举例

餐次	内容
早餐	牛奶鸡蛋（牛奶250g、鸡蛋50g），豆沙包（面粉30g、小豆20g、白糖10g）
午餐	馒头150g、小米粥50g、虾皮烧油菜（油菜300g、虾皮5g），牛肉末烧豆腐（牛肉25g、豆腐100g、胡萝卜25g）
晚餐	粳米饭150g，猪肉烧小白菜海带（瘦猪肉25g、小白菜200g、海带10g），芝麻酱拌豆角（豆角100g、芝麻酱25g）

第二节　乳母的营养

乳母是处于哺乳生理状态下的人群，乳母需要分泌乳汁喂哺婴儿，并保证6个月以内婴儿全面的营养需要。乳母还需要逐步补偿妊娠、分娩时消耗的营养素储备，促进各器官功能的恢复。科学、合理的营养对产后乳母的身体康复、乳汁分泌具有重要的意义。

一、生理特点

乳汁分泌是一个非常复杂的神经内分泌调节过程。精神因素、乳母的饮食和营养状况是影响乳汁分泌的重要因素，营养不良的乳母乳汁的分泌量减少，泌乳期缩短。母乳是满足婴儿营养需求的最佳食品，随着婴儿成长过程中不断变化的能量和营养素需求，母乳的组成成分也不断地发生变化。

二、营养需求

（一）能量、蛋白质和脂肪

乳母对能量的需要量是增加的，乳母的能量需要除满足自身的能量消耗外，

还需满足泌乳的能量消耗。中国营养学会建议我国乳母膳食能量需要量比同等劳动强度孕妇增加 500kcal/d。乳母对蛋白质的需要量增加，所需蛋白质包括自身需要和分泌乳汁的消耗。中国营养学会建议乳母需每天额外供给蛋白质 20g。乳中脂肪含量与乳母膳食脂肪的摄入量有关，尤其是不饱和脂肪酸对中枢神经的发育特别重要。

（二）维生素

1.脂溶性维生素

乳汁中的维生素 A、维生素 D、维生素 E 含量受乳母摄入量的影响。乳母维生素 A、维生素 D 不需额外补充，只要保证良好的营养和充足的阳光照射，即能保证乳母对维生素 D 的需要。

2.水溶性维生素

乳母的维生素 B_1、维生素 B_2 和维生素 B_{12} 不需额外补充。乳汁中的维生素 C 含量变异较大，维生素 C 与乳母的膳食有密切关系。只要经常吃新鲜蔬菜与水果，特别是鲜枣与柑橘类，基本能满足需要。

（三）矿物质

为了保证乳汁中钙含量的稳定及母体钙平衡，应增加乳母钙的摄入量。乳母要注意膳食多样化，增加富含钙的食品，例如豆类及豆制品等，建议每日饮奶至少 250ml，并补充约 300mg 的优质钙，摄入 100g 左右的豆制品和其他高钙食物，加上其他食物来源的钙，摄入量可达到约 800mg。此外还要注意补充维生素 D，多晒太阳或服用鱼肝油等，以促进钙的吸收与利用。乳母每天因泌乳损失铁大约为 0.3mg，加上补充妊娠和分娩时的铁消耗，以及月经恢复后的铁损失，乳母每日铁的需要量大约为 20mg。

（四）水

每天从乳汁中分泌的水分为 850ml 左右，为了增进乳汁的分泌，乳母应多补充流质食物及汤类，每餐都应保证有带汤水的食物。有调查显示大豆、花生及各种肉类煮汤能促进乳汁分泌。

三、常见营养问题

（一）缺铁性贫血

产后出血且出血量大，没有及时补充铁剂和叶酸的情况下，易有不同程度的缺铁性贫血。

（二）营养素缺乏症

由于要分泌乳汁哺育婴儿，乳母需要的能量及各种营养素较多。孕前营养不足且孕期和哺乳期摄入营养素不足的情况下，可出现各种不同营养素缺乏的症状。

（三）血脂异常

乳母为哺育婴儿，往往摄入过多的高能量、高碳水化合物、高脂肪、高蛋白质的食物，使能量摄入过多，造成超重或肥胖，可能会出现血脂异常。

四、合理营养

乳母除需遵循一般人群膳食指南中建议的饮食原则，还应注意以下几点。

（一）蛋白质

在一般成年女性基础上每天应增加 25g。鱼、禽、肉、蛋、奶及大豆类食物是优质蛋白质的良好来源，哺乳期应增加摄入。最好一天选用 3 种以上，数量适当，合理搭配，以获得所需要的优质蛋白质和其他营养素。

（二）维生素

乳母的维生素 A 推荐量比一般成年女性增加，而动物肝脏富含维生素 A，若每周增选 1 ～ 2 次猪肝，或鸡肝。

（三）其他

钙推荐摄入量比一般女性增加。奶类含钙高且易于吸收利用，是钙的最好食物来源。选用深绿色蔬菜、豆制品、虾皮、小鱼等含钙较丰富的食物，则可

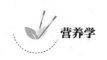

达到推荐摄入量。为增加钙的吸收和利用，乳母还应补充维生素D或多做户外活动。

五、科学运动和锻炼，逐步减重

产褥期的运动方式可采用产褥期保健操。产褥期保健操应根据产妇的分娩情况、身体状况循序渐进地进行。顺产产妇一般在产后第2天就可以开始，每1～2天增加1节，每节做8～16次；6周后可选择新的锻炼方式，可进行有氧运动如散步、慢跑等，一般从每天15分钟逐渐增加至每天45分钟，每周坚持4～5次，养成习惯。对于剖宫产的产妇，应根据自己的身体状况如贫血和伤口恢复情况，缓慢增加有氧运动及力量训练。

六、增加泌乳量

（一）尽早开奶，频繁吸吮

分娩后开奶应越早越好；坚持让孩子频繁吸吮（24小时内至少10次）；吸吮时将乳头和乳晕的大部分同时含入婴儿口中，让婴儿吸吮时能充分挤压乳晕下乳窦，使乳汁排除。

（二）合理营养，多喝汤水

营养是泌乳的基础，而食物多样化是充足营养的基础。除营养素外，乳母每天摄水量与乳汁分泌量也密切相关，因此乳母每天应多喝水，还要多吃流质的食物，每餐都应保证有带汤水的食物。

（三）生活规律，保证睡眠

尽量做到生活有规律，每天保证8小时以上睡眠时间，避免过度疲劳。

（四）愉悦心情，树立信心

家人应充分关心乳母，经常与乳母沟通，帮助其调整心态，舒缓压力，树立母乳喂养的自信心。乳母一日食谱举例如表4-4所示。

表4-4　乳母一日食谱举例

餐　次	内　容
早　餐	冲奶粉（全脂奶粉15g），红糖煮蛋（鸡蛋35g、红糖10g），油条100g，炒萝卜丝（胡萝卜50g）
加　餐	清汤牛肉面（龙须面100g、牛肉25g、胡萝卜50g）
午　餐	烙饼250g，萝卜焖羊肉（羊肉50g、白萝卜100g），炒白菜（大白菜100g），小米粥（小米50g）
加　餐	红枣粥（米50g、红枣20g、红糖20g），蛋糕100g
晚　餐	米饭（米250g），生姜炒鸡肉（鸡肉100g、生姜25g），炒土豆丝（土豆150g），粉丝鸡汤（粉丝15g、鸡汤）
加　餐	排骨汤（猪排骨50g、胡萝卜50g、粉丝25g），油饼100g

第三节　婴幼儿的营养

从出生到3周岁为婴幼儿期。婴幼儿期是生长发育的第一个高峰期，身高、体重迅速增长，各器官系统不断发育，对营养的需要相对较成年人高。婴幼儿期营养状况的好坏，对体格和智力发育具有非常重要的影响。

一、生理特点

从出生至28天为新生儿期。新生儿消化器官发育未成熟，唾液分泌少，淀粉酶含量低，对淀粉类食物的消化能力较差，胃容量小，消化酶活力差，对脂肪的消化和吸收较差，但消化蛋白质的能力较好。肾脏结构不成熟，如果蛋白质和矿物质摄入过多，容易发生水肿。

出生后28天至1周岁为婴儿阶段，1～3岁为幼儿阶段。婴幼儿期是快速

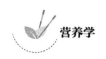

生长发育的时期，各项生理功能在逐步发育完善，但是消化代谢功能仍然不成熟，抵抗不良刺激的能力仍然较差，对营养的要求比较高。

二、营养需求

（一）能量

婴幼儿对能量的需要相对较高，除维持基础代谢、各种活动和食物特殊动力作用需要外，生长发育所需能量为婴幼儿所特有。

（二）蛋白质

婴幼儿期对蛋白质的需要不仅用于补充代谢的丢失，而且用于满足生长中不断增加的新组织的需要，故该期应处于正氮平衡。6个月以后的婴儿膳食中开始增加辅助食品，此时应注意选择肉、蛋、鱼、奶、豆类食物以提高蛋白质的利用率。此外，婴儿时期除8种必需氨基酸外，组氨酸也是其必需氨基酸。

（三）脂肪

婴幼儿对脂肪的需要相对高于成年人，尤其对各种多不饱和脂肪酸和类脂如磷脂和糖脂有特别的需求。它们对婴幼儿的生长发育、视网膜、神经和脑的发育有极重要意义。0～6个月婴儿脂肪供能占总能量的45%～50%，6个月以后添加辅食，但还是以奶类食品为主，脂肪量相对较高，脂肪供能占总能量的35%～45%，幼儿期脂肪供能占总能量的25%～30%。

（四）碳水化合物

母乳中所含的乳糖可在肠道内完全溶解，易吸收，又可引起酸性发酵，促进钙的吸收和乳酸杆菌的生长，抑制大肠杆菌的繁殖。婴幼儿对葡萄糖、果糖、蔗糖的吸收良好。婴儿出生后2～3个月内因缺乏淀粉酶，不易消化淀粉类食物，因此淀粉类食物应在出生3～4个月后添加。对人工和混合喂养的婴儿应注意选择适量的碳水化合物，若长期摄入不足亦可导致营养不良。

（五）维生素

母乳喂养的婴儿只要乳母获得平衡膳食，营养充足，乳量足够，一般不会发生维生素缺乏病。母乳喂养且缺乏阳光照射的婴儿容易发生维生素D缺乏症，应及时补充，增加户外活动。早产儿和低出生体重儿容易发生维生素E、维生素K缺乏，要注意补充。

（六）矿物质

钙、铁、锌和碘是婴幼儿期容易缺乏的矿物质。

1.钙

从生长发育的角度看，中国营养学会建议0～5个月母乳喂养婴儿钙的RNI值为200mg/d，人工喂养婴儿钙的RNI值为400mg/d；半岁以上的婴儿辅食量增加，建议6个月～1岁婴儿钙的RNI值为250mg/d，1～3岁幼儿钙的RNI值为600mg。

2.铁

正常新生儿有足够的铁储存，每天从母乳摄入0.3mg可满足4～6个月的生长需要。6个月以上婴儿应及时添加富含铁的食物。母乳和牛奶含铁量均较低，牛奶中铁含量低于母乳，且母乳中铁的吸收利用率较高，达50%左右，牛奶仅10%左右。

3.锌

正常新生儿体内锌储备较少，当锌不足时易导致锌缺乏而引起生长发育迟缓、脑发育受损、食欲减退、味觉异常、异食癖等。母乳中锌含量与牛奶相近。

4.碘

新生儿缺碘可致甲状腺功能低下、新生儿甲状腺肿等疾病。其他矿物质，如钾、钠、镁、铜、氯、硫及其他微量元素也为机体生长发育所必需，但母乳及牛奶喂养健康婴儿均不易缺乏。

三、常见营养问题

婴幼儿的消化器官功能及神经系统的调节功能发育尚不完善，但又必须摄入相对比成人更多的营养素才能满足快速生长发育的需要，容易出现各种营养

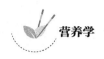

问题。婴幼儿时期常见的营养问题主要有以下几种。

（一）蛋白质-能量营养不良（PEM）

PEM可分为原发性和继发性两种。原发性是食物蛋白质和能量的摄入不足引起，多见于食物缺乏、食物摄入不足或机体需要量增加；继发性常见于其他疾病的并发症。

（二）维生素D缺乏症（佝偻病）

2岁下婴幼儿最多见，主要是维生素D缺乏导致骨质缺钙引起。我国北方地区佝偻病发病率高于南方。

（三）缺铁性贫血（iron deficiency anemia）

缺铁性贫血是6个月～3岁婴幼儿的常见病、多发病。由于母乳和牛奶中含铁量少，而胎儿时期体内的储存铁仅能满足出生后4～6个月的需要，所以该病多发生在出生5个月以后的婴儿，特别是多胎和早产儿更易且更早发生。

四、合理营养

（一）6月龄内婴儿的合理喂养

《中国居民膳食指南》推荐条目：①产后尽早开奶，坚持新生儿第一口食物是母乳；②坚持6月龄内纯母乳喂养；③顺应喂养，建立良好的生活规律；④生后数日开始补充维生素D；⑤婴儿配方奶是不能纯母乳喂养时的无奈选择；⑥监测体格指标，保持健康生长。

（二）7～24月龄婴幼儿的合理营养

《中国居民膳食指南》推荐条目：①继续母乳喂养，满6月龄起添加辅食；②从富含铁的泥糊状食物开始，逐步添加达到食物多样；③提倡顺应喂养，鼓励但不强迫进食；④辅食不加调味品，尽量减少糖和盐的摄入；⑤注重饮食卫生和进食安全；⑥定期监测体格指标，追求健康生长。

五、喂养方式

（一）纯母乳喂养

母乳是6个月以下婴儿最适合的食物，能供给该时期婴儿生长发育所需要的全部营养素，因此应该大力宣传和提倡母乳喂养。

母乳分为初乳、过渡乳、成熟乳和晚乳。初乳指产后7天以内的乳汁，呈淡黄色而黏稠，蛋白质含量高约占初乳的10%，还含有丰富的免疫活性物质、微量元素等，有利于婴儿早期免疫系统的建立；过渡乳指第8天到2周时的乳汁，含脂肪高，蛋白质与矿物质有所减少；2周后称为成熟乳。

母乳喂养的优点：①母乳营养丰富，易消化吸收，三大营养素比例适当。②母乳喂养有益于母婴健康。母乳具有提高婴儿免疫力的作用，可降低婴儿患感染性疾病的风险。母乳喂养可以降低婴幼儿非感染性疾病及慢性疾病的发生，还有利于防止儿童过敏性疾病的发生。母乳喂养可降低母亲乳腺癌的发病危险。③母乳喂养经济、方便、卫生，乳量随小儿的生长而增加，温度及吸乳速度也较合适，几乎为无菌食品。④母乳喂养有利于增进母子感情，促进母亲身体的复原。

因此，WHO建议全世界婴儿至少母乳喂养4个月，4～6个月开始添加辅助食品，有条件者可遵循WHO推荐，坚持母乳喂养2年。因各种原因不能进行母乳喂养时，可采用牛乳、羊乳等动物乳或婴儿配方奶粉进行人工或混合喂养。

（二）混合喂养

混合喂养是指由于母乳量不足，而用牛、羊乳或其他植物性代乳品补充的喂养方法。可在每次母乳喂养后补充代乳品，也可一天喂数次代乳品，其余哺母乳。全日母乳喂养次数不应少于3次，否则母乳可能会迅速减少。

（三）人工喂养

因母乳缺乏或其他原因不能母乳喂养，全部用配方奶、动物乳或植物性代乳品喂养的方法称人工喂养。由于动物乳和人乳的营养成分存在一定的差异，

人们对动物乳进行改造，模仿母乳，调整营养素的构成和含量，以满足婴儿的需要，称为婴儿配方食品。对于无法母乳喂养的婴儿，应该首选适合 0～6 月龄的婴儿配方奶喂养。如果发现婴儿对牛奶过敏，应立即停止使用，在医生的指导下改用其他代乳品。

（四）辅食添加

随着婴儿的不断生长发育，母乳将逐渐不能满足婴儿对各种营养素和能量的需求，尤其在婴儿 6 个月以后，因此必须给婴儿添加辅食。婴儿添加辅食的原则是：每次只添加一种新食物，由少到多、由稀到稠、由细到粗，循序渐进。每添加一种新的食物应适应 2～3 天，密切观察是否出现呕吐、腹泻、皮疹等不良反应，适应一种食物后再添加其他新的食物。

六、烹调加工与规律进餐

幼儿的食物应单独制作质地应细、软、碎、烂，避免刺激性强和油腻的食物。合理烹调，保证食物新鲜，注意色、香、味、形，以促进食欲。加工烹调时尽量减少营养素的损失，如淘米次数及用水量不宜过多，以减少B族维生素和无机盐的损失；蔬菜应整棵清洗，以减少维生素C的丢失和破坏。婴儿的辅食需要单独制作，不用盐或者少用盐，不加调味品，注意饮食卫生。

幼儿的胃容量相对较小且肝储备的糖原不多，加上幼儿活泼好动，容易饥饿，故幼儿每天进餐的次数要相应增加。在 1～2 岁每天可进餐 5～6 次，3 岁时可进餐 4～5 次。尽量定时、适量、有规律地进餐，并养成良好的饮食习惯，不挑食、不偏食，不乱吃零食，多喝水，少喝含糖饮料。添加辅食后逐渐让婴儿自己进食，培养良好的进食习惯。幼儿一日食谱举例见表4-5。

表4-5　幼儿一日食谱举例

餐次	食物名称	用量	餐次	食物名称	用量
早餐	牛奶蛋花 麦片粥	牛奶 200ml 麦片 25g 鸡蛋一个 糖 15g	午点	香蕉 强化钙饼干	50g 15g

续表

餐次	食物名称	用量	餐次	食物名称	用量
午餐	馒头 土豆烧牛肉碎 西红柿鸡蛋汤	面粉 15g 牛肉 30g 土豆 30g 葱 3g 鸡蛋 25g 西红柿 50g	晚餐	软饭 鱼肉酿油豆腐	大米 125g 油豆腐 30g 鱼肉 25g 面粉 5g
			晚点	蒜蓉炒时蔬 牛奶 全日烹调用油	葱 3g 时蔬 70g 150g 10g

第四节　儿童的营养

儿童期一般分为两个阶段，3～6岁为学龄前期，6～12岁为学龄期。儿童期处于快速发育的过程，活动能力加强，智力发育迅速，是培养良好习惯和品德的重要时期。

一、学龄前儿童的营养

（一）生理特点

学龄前儿童生长发育速度与婴儿期相比相对减慢，但仍然处于迅速生长发之中，消化吸收能力已经逐渐接近成年人。学龄期儿童生长速度较前趋于平稳，3岁儿童乳牙已出齐，但消化能力仍有限，在行为方面独立性和主动性增强，对父母的要求易产生反抗，导致挑食、偏食等不良饮食行为和营养不良。到小学高年级时逐渐进入第二个生长发育高峰，各内脏器官和肌肉系统发育很快，神经系统不断完善，智力发育迅速，活动量加大，新陈代谢旺盛，对各种营养素的需要量增加。

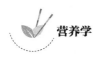

（二）营养需求

1.能量

儿童能量需要量包括基础代谢、生长发育和合理活动的消耗，中国营养学会建议3～6岁学龄前男童膳食能量为1250～1600kcal/d，女童为1200～1450kal/d。随着年龄的增长，机体对能量的需要量相应增加，男童的能量需要高于女童，好动儿童的能量需要高于安静儿童。

2.蛋白质

中国营养学会建议学龄前儿童蛋白质参考推荐摄入量为30～35g/d，蛋白质供能占总能量的14%～15%，学龄儿童蛋白质供能为总能量的12%～14%。优质蛋白质的供给应占全天蛋白质来源的30%～40%，其中来源于动物性食物的蛋白质应占50%，其余蛋白质可由植物性食物谷类、豆类等提供。

3.碳水化合物

学龄前期儿童碳水化合物约占总能量的50%～65%，以谷类为碳水化合物的主要来源，应注意避免摄入过多的糖，特别是含糖饮料，适量的膳食纤维是学龄前儿童肠道所必需的。

4.脂肪

学龄前儿童需脂肪4～6g/（kg·d），脂肪供能比高于成人，建议使用含有亚麻酸的大豆油、脂肪酸比例适宜的调和油为烹调油，可多选用鱼类等富含多不饱和脂肪酸的水产品。学龄期儿童脂肪供能占总能量的25%～30%为宜。

5.矿物质

钙可满足学龄前期儿童骨骼的生长。儿童是缺碘的敏感人群，含碘较高的食物主要是海产品，如海带、紫菜、海鱼、虾、贝类等海产品，含铁丰富的食物为动物肝脏、动物血、瘦肉，维生素C可促进铁的吸收。鱼、禽、蛋、肉富含蛋白质食物锌含量丰富，利用率也较高。

6.维生素

应摄入含维生素A丰富的动物肝脏、蛋黄、牛奶、深绿色或黄红色蔬菜，或在医生指导下补充鱼肝油。维生素B_1、维生素B_2和烟酸在能量代谢方面有重要的作用。维生素C可促进铁的吸收，维生素C主要来源于新鲜蔬菜和水果。

（三）常见营养问题及合理营养

1.营养问题

由于生理和心理特点，儿童易出现偏食、挑食、零食无节制，甜、咸和油炸食品过多影响食欲等营养问题，使营养素的摄入比例失调，易造成学龄儿童各种不同程度的营养不足，常见的有蛋白质、能量、维生素A、维生素B_2、钙、锌、铁和季节性维生素C不足。同时存在能量过剩的情况，如城市肥胖儿童比例逐渐增加，因此，应给予充分重视，供给合理平衡的膳食避免营养不足与营养过剩。

2.合理营养

（1）学龄前儿童的合理营养

学龄前儿童处于生长发育阶段，对各种营养素的需要量相对高于成人，因此要平衡膳食、合理营养，保证食物品种的多样化，保证充分供给各种营养素和能量。这不仅可以保证他们的正常生长发育，还可以为成年后的健康打下良好的基础。

（2）合理安排2～6岁儿童膳食

2～6岁儿童每天应安排早、中、晚三次正餐，在此基础上还至少有两次加餐。两正餐之间应间隔4～5小时，加餐与正餐之间应间隔1.5～2小时；加餐分量宜少，以免影响正餐进食量；根据季节和饮食习惯更换和搭配食谱。

（3）避免儿童挑食偏食

2～6岁仍处于培养良好饮食行为和习惯的关键阶段，挑食、偏食是常见的不良饮食习惯。由于儿童自主性的萌发，对食物可能表现出不同的喜好，出现一时性偏食和挑食，此时需要家长或看护人适时、正确地加以引导和纠正，以免形成挑食、偏食的不良习惯。

（4）培养儿童饮奶习惯

我国2～3岁儿童的膳食钙每天推荐量为600mg，4～6岁儿童为800mg。奶及奶制品中钙含量丰富且吸收率高，是儿童钙的最佳来源。每天饮用300～400ml奶或相当量奶制品，可保证2～6岁儿童钙摄入量达到适宜水平。

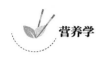

如果儿童饮奶后出现胃肠不适可能与乳糖不耐受有关，可采取改吃酸奶或避免空腹饮奶加以解决。

（5）合理地选择零食

零食选择应注意以下几方面：①宜选择新鲜、天然、易消化的食物，如奶制品、水果、蔬菜、坚果和豆类食物。②少选油炸食品和膨化食品。③零食最好安排在两次正餐之间，量不宜多，以不影响正餐为宜，睡觉前30分钟不要吃零食。此外，还需注意吃零食前要洗手，吃完漱口。④注意零食的食用安全，避免整粒的豆类、坚果类食物呛入气管发生意外，建议坚果和豆类食物磨成粉或打成糊食用。对年龄较大的儿童，可引导孩子认识食品标签，学会辨识食品生产日期和保质期。

（四）烹饪方法

应从小培养儿童清淡口味，有助于形成终生的健康饮食习惯。在烹调方式上，宜采用蒸、煮、炖、煨等烹调方式，尽量少用油炸、烤、煎等方式。对于3岁以下幼儿膳食应专门单独加工烹制，并选用适合的烹调方式和加工方法，应将食物切碎煮烂，易于幼儿咀嚼、吞咽和消化，特别注意要完全去除皮骨、刺、核等；大豆、花生等坚果类食物，应先磨碎，制成泥糊等状态进食。

二、学龄期儿童的合理营养

学龄期是体格和智力发育的关键时期，充足的营养摄入可以保证其体格和智力的正常发育。根据学龄儿童生长发育的特点和营养需求，学龄儿童的合理膳食除了遵循中国营养学会制定的《一般人群膳食指南》外，还增加了以下内容。

《中国居民膳食指南》推荐条目：①认识食物，学习烹饪，提高营养科学素养；②三餐合理，规律进餐，培养健康饮食行为；③合理选择零食，足量饮水，不喝含糖饮料；④不偏食节食，不暴饮暴食，保持适宜体重增长；⑤保证每天至少活动60分钟，增加户外活动时间。6～9岁与10～12岁小学生一日食谱举例如表4-6、表4-7所示。

表4-6　6~9岁小学生一日食谱举例

餐次	食物名称	用量	餐次	食物名称	用量
早餐	面包	100g	晚餐	米饭	大米125g
	牛奶	250g		肉丝炒蒜苗	蒜苗75g 瘦猪肉丝35g
	苹果	80g		芹菜炒豆干	芹菜45g 豆腐干45g
午餐	红烧鸡块海带	鸡肉80g 海带30g		馒头	面粉80g
	素炒笋片	鲜香菇10g 莴笋20g		小米粥	小米25g
	西红柿鸡蛋汤	西红柿20g 鸡蛋10g	全日烹调用油17g		

表4-7　10~12岁小学生一日食谱举例

餐次	食物名称	用量	餐次	食物名称	用量
早餐	豆沙包	面粉80g 红小豆50g 白糖10g	晚餐	馒头	面粉125g
	拌香椿	香椿35g		西红柿炒鸡蛋	西红柿150g
	牛奶250g				鸡蛋1个
	苹果80g			紫菜豆腐汤	紫菜10g 豆腐25g
午餐	素炒芹菜	芹菜100g		米饭	大米125g
	肉炒柿子椒	柿子椒75g 瘦猪肉50g	全日烹调用油19g		

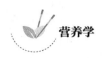

第五节　青少年的营养

青少年期是儿童到成人期的过渡时期，是身心发育的关键阶段。随着青春期的到来，青少年对于所有营养物质的需求量都大大增加，青春期女性的营养状况甚至会影响下一代的健康，因此均衡营养尤为重要。

一、生理特点

13 岁至 18 岁为少年期或青春期，是体格和智力发育的关键时期。在这个时期体格生长加速，第二性征出现，生殖器官及内脏功能日益发育成熟，大脑功能和心理的发育也进入高峰，身体各系统逐渐发育成熟，是人一生中最有活力的时期。

二、营养需求

（一）能量

青少年对能量的需要高于成人，14 ～ 18 岁青少年每日能量需要超过从事中、轻体力劳动的成年人。这种对能量需要的增加与生长发育速度和活动量相适应。

（二）蛋白质

青春发育期对蛋白质需要的增加尤为突出，中国营养学会建议的青少年男性蛋白质RNI，男为 75g/d，女为 60g/d，同样高于从事中、轻体力劳动的成年人。其中优质蛋白质应占 40%～ 50%。膳食中应有充足的动物性食物、豆类及其制品，保证蛋白质的供给。

（三）脂肪

青少年时期身体成分中脂肪的比例增高，所需的各种营养素也较高。脂肪供能占总能量的 20%～ 30%，其中饱和脂肪酸供能不超过 10%，多不饱和脂肪酸供能要达到 10%。

（四）矿物质

青春发育期为满足骨骼等组织的快速生长发育，对钙和磷、铁等矿物质的需要量显著增加。

（五）维生素

维生素A、维生素D、维生素C及B族维生素对青少年的发育具有重要的作用。

三、常见营养问题

青少年时期由于快速生长发育，膳食中某些营养素，如蛋白质、铁、钙、锌、碘摄入不足的现象时有发生。当前，膳食中营养素不平衡导致青少年体重超重和肥胖症已成为社会的公共卫生问题。另外，一些青少年为了追求理想的体型，尤其是女性，盲目节食，甚至发展成厌食症，造成严重的蛋白质-能量营养不良，影响身体发育。

四、合理营养

由于青春期能量消耗大，对蛋白质的需求高，为满足青少年充足、全面、平衡、合理营养的要求，在饮食上除遵循一般人群膳食指南外，还应注意以下几点：①膳食多样化；②养成健康的膳食习惯；③加强体育锻炼，避免盲目节食。表4-8为13～18岁学生一日食谱举例。

表4-8 13～18岁学生一日食谱举例

餐次	食物名称	用量	餐次	食物名称	用量
早餐	馒头	面粉 125g	晚餐	排骨萝卜汤	青萝卜 50g 排骨 50g
	花生酱 15g			米饭	大米 150g
	牛奶 250g			鸡丁炒青椒	鸡肉 35g 青椒 25g
	煎鸡蛋 1 个			小葱炖豆腐	小葱 25g 豆腐 75g
	香蕉 100g			米饭	大米 150g

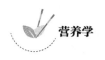

续表

餐次	食物名称	用量	餐次	食物名称	用量
午餐	鲜笋炒生鱼片	鱼肉 35g 春笋 75g		全日烹调用油 20g	
	肉片炒青菜豆腐干	肥瘦猪肉 30g 青菜、豆腐干适量			

第六节　老年人的营养

随着社会和经济的发展，世界人口老龄化已经日趋明显。我国已经步入老龄化社会，为了促进老年人的身体健康，预防与减少老年性疾病的发生，应高度重视老年人的合理膳食。

一、生理特点

随着年龄的增加，老年人的生理功能出现了一系列的改变：身体成分改变，具体表现在瘦体组织逐步减少，脂肪组织比例增高，细胞数量下降、身体水分减少、骨组织矿物质和骨基质均减少，故易出现肌肉萎缩、体温调节能力下降及骨质疏松症；基础代谢及合成代谢降低，分解代谢增高；器官功能下降，消化系统、心脑血管、肾和肝脏功能均随年龄增加而有不同程度的下降；内分泌功能亦有改变，妇女绝经后雌激素水平下降，比男性更容易患心血管疾病和骨质疏松症。此外，老年人职业性活动减少，对能量的需要量逐渐减少。

二、营养需求

（一）能量

老年人对能量的需求个体间差异很大，参加社会活动和自主活动多的老年人，能量需要也多。随着年龄的增高，对能量的需要量逐渐减少。

（二）蛋白质

老年人体内的分解代谢大于合成代谢，蛋白质合成能力低，加之对蛋白质的吸收利用率低，因此需要供给较为丰富和质量高的蛋白质来补充组织蛋白质的消耗。老年人蛋白质的摄入量应以维持氮平衡为原则。一般来说，老年人蛋白质的需要量在膳食总能量中应占15%，男性稍高于女性。所摄入的蛋白质应是高生物价的优质蛋白质。按我国的饮食习惯，每日所摄入的蛋白质中有60%～70%为植物性蛋白质。每日还应摄入一定量的蛋、乳、鱼、肉等动物性蛋白质，以提高摄入蛋白质的生物学价值。但动物性蛋白质不宜摄入过多，以免摄入过多的动物脂肪。

（三）脂肪

老年人脂肪的摄入量不宜过多，尤其需要控制饱和脂肪酸和胆固醇的摄入量。膳食脂肪以占总能量的20%～30%为宜，饱和脂肪的供能不超过10%，每日食物中的胆固醇含量，不宜多于300mg。

（四）碳水化合物

老年人碳水化合物的RNI与成年人相同，占总能量的50%～65%。老年人胰岛素对血糖的调节作用减弱，如果摄入过多的糖和淀粉类食物容易使血糖过高，引起心脑血管疾病、糖尿病等慢性疾病。因果糖易被吸收利用，且不易转变为脂肪，宜多吃水果等富含果糖的食物。蔬菜等富含膳食纤维的食物能增强肠蠕动，防止便秘，还有降低血脂水平、稀释肠内有毒物质、预防结肠癌的作用，老年人应适当多食用。

（五）矿物质

老年人对钙的吸收利用能力下降，钙的吸收率一般在20%左右，易出现缺钙引起的骨质疏松、腰腿背痛等症，尤其是老年女性绝经后骨质丢失增加，对钙的需要量增加。牛奶及奶制品是最好的来源，其次为大豆及豆制品、深绿色叶菜、海带、虾皮等。老年人对铁的吸收利用能力下降，易出现缺铁性贫血，其原因除铁的摄入量不足，吸收利用差外，还可能与蛋白质合成减少、维生素

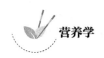

B_{12}、维生素B_6及叶酸缺乏有关，故铁的摄入量应充足。应选择血红素铁含量高的食品，如动物肝脏、瘦肉、牛肉等，同时还应多食用富含维生素C的蔬菜、水果，以利于铁的吸收。

（六）维生素

老年人由于体内代谢和免疫功能降低，需要充足的各种维生素以促进代谢、延缓衰老及增强抵抗力。中国营养学会为老年人推荐的维生素摄入量与成年人基本一致。但老年人维生素D缺乏可以导致骨质丢失，因此老年人需要增加维生素D的摄入量。

三、常见营养问题

（一）骨质疏松症

雌激素缺乏是老年女性绝经后骨质疏松的主要病因。老年妇女绝经后雌激素水平下降，比男性更容易患心血管疾病和骨质疏松症，绝经后10年内骨丢失速度最快。营养因素对骨质疏松症也有一定的影响，低钙摄入、维生素D摄入不足、营养不足或蛋白质摄入过多、高磷及高钠饮食、大量饮酒、过量咖啡等均为骨质疏松症的危险因素。

（二）高血压、高血脂与冠心病

老年人易发生高血压、高血脂与冠心病。妇女绝经后高血压发生率高于男性；冠心病是50岁以上妇女首要死因，女性心脏性猝死率为男性的1/3，而心肌梗死病死率高于男性。与冠心病有关的营养因素包括能量、饱和脂肪摄入过高所导致的肥胖以及维生素、膳食纤维摄入不足。

四、合理营养

中国营养学会根据老年人生理特点和营养需求，在《一般人群膳食指南》的基础上制定了《中国老年人膳食指南》

（一）《中国居民膳食指南》推荐条目

①少量多餐细软，预防营养缺乏。②主动足量饮水积极户外活动。③延缓肌肉衰减，维持适宜体重。④摄入充足食物，鼓励陪伴进餐。

（二）摄入充足的食物

老年人每天应至少摄入12种及以上的食物。采用多种方法增加食欲和进食量，吃好三餐。早餐宜有1～2种以上主食、1个鸡蛋、1杯奶，另有蔬菜或水果。中餐和晚餐宜有2种以上主食，1～2种水果、1～2种蔬菜、1种豆制品。饭菜应色香味美、温度适宜。

对于高龄老年人和身体虚弱以及体重出现明显下降的老年人，正餐摄入量可能有限，应特别要注意增加餐次，常换花样，保证充足的食物摄入。进餐次数可采用三餐两点制或三餐三点制。每次正餐占全天总能量的20%～25%，每次加餐的能量占5%～10%。用餐时间应相对固定。睡前一小时内不建议用餐喝水，以免影响睡眠。一些食量小的老年人，应注意在餐前和各时少喝汤水，少吃汤泡饭。

（三）要细嚼慢咽

老年人吃饭时细嚼慢咽，有很多好处：①通过牙齿细嚼，可以将食物嚼细磨碎，使食物有很大面积与唾液充分接触，促进食物更好消化，减轻胃肠负担，使营养物质吸收更好。②充分细嚼，可以促进唾液分泌，充分发挥唾液内溶菌酶的杀菌作用。③防止因咀嚼吞咽过快，使食物误入气管，造成呛咳或者吸入性肺炎甚至窒息。④老年人味觉敏感性显著下降，细嚼慢咽可以帮助老年人味觉器官充分发挥作用，提高味觉感受，更好地品味食品。⑤细嚼慢咽还可以使咀嚼肌肉更多得到锻炼，并有助于刺激胃肠道消化液的分泌。60岁老人一日食谱举例见表4-9。

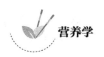
表4-9　60岁老人一日食谱举例

餐次	食物名称	用量	餐次	食物名称	用量
早餐	馒头	面粉40g	晚餐	米饭	粳米150g
	牛奶和鸡蛋	牛奶250g 鸡蛋1个		香菇小白菜	小白菜200g 香菇10g
午餐	烙春饼	面粉70g		炒胡萝卜丝	肥瘦猪肉10g
	炒合菜	猪肉25g 绿豆芽100g 菠菜100g 韭菜20g 粉条20g			
	红豆小米粥	小米35g 红豆15g		全日烹调用油20g	

课外阅读

经前期综合征（PMS）

一些女性在经期前或经期中经历的一系列症状，包括腹部绞痛、背痛、浮肿、头痛、胸痛、情绪不稳定。

1. 症状

在行经的女性和少女中有50%～80%的人来月经的时候会有不适感觉，其中32%符合PMS的症状。有很多周期性的症状是很正常的，如腹部痛或疼痛、背痛、头痛、粉刺、面部和四肢水肿、对某些食物的渴求（尤其是巧力和其他甜食）、不正常的口渴、胸部疼痛和肿块、腹泻，包括紧张和抑郁在内的情绪变化，严重的情况会影响日常生活。

2. 起因

PMS的一个可能的起因是对调节月经周期的两个主要的激素雌激素和孕酮的反应的改变。特别是雌激素，能够改变大脑的神经递质5-羟色胺。大脑中适量的5-羟色胺能够提升人们的心情，而5-羟色胺的缺乏通常会导致精神抑郁。患PMS的时候，雌激素水平的自然上升能在月经周期后期影响大脑中5-羟色胺的功能。症状之一是抑郁，多种情况下产生的许多男性和女性都有的情绪紊乱。口服避孕药能够提供雌激素，从而消除激素变化幅度而使情绪得到改善。抗抑郁的药物能够加大 5-羟色胺的作用，也能使症状得到缓解。

PMS 和营养的主要联系是关于能量代谢。科学家们认为在月经前两周可能发生的能量代谢变化如下：

1. 睡眠时的基础代谢率增加；

2. 食欲，尤其是对碳水化合物和脂肪类食物会增加，能量摄入量也会增加；

3. 酒精的摄入量也可能增加，尤其是于那些长期饮用酒精饮料的女性。

所以对于那些想要减重女性，最好在月经完结的两个星期以内限制热量的摄入。因为在月经前两个星期，她还需抵制由激素造成的自然增加的食欲。

第五章

Chapter 5

营养配餐与膳食指南

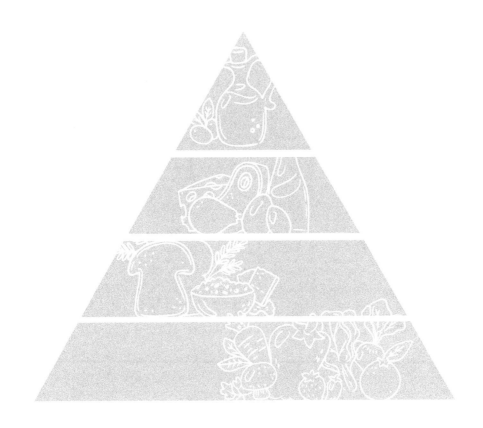

第一节　营养配餐

　　营养配餐是按人体的需要，根据食物营养素含量，设计一天、一周或一个月的食谱，使人体摄入的蛋白质、脂肪、碳水化合物、维生素和矿物质等营养素比例合理，达到平衡膳食的目的。营养配餐是实现平衡膳食的一种措施，平衡膳食的原则是通过食谱体现其实际意义，因此，食谱制定实质上就是营养配餐。食谱可以每天制定，为一日食谱；也可以每周制定，为一周食谱。完整的食谱包括一日三餐及加餐的饭、菜名称，所用原料的种类、数量，加工处理和烹饪方法，以及膳食制度等。

一、食谱编制的原则和要求

（一）满足人体对能量和营养素的需要

　　食谱制定首先要满足人体对能量和营养素的不同需要，保证营养素种类充足，各营养素之间的比例适宜，膳食既要能满足就餐者需要又要防止过量。对一些特殊人群，如生长期的儿童和青少年、孕妇和乳母，还要注意易缺乏的营养素如钙、铁、锌等的供给。三大产能营养素之间的比例为蛋白质占

10%～15%，脂肪占20%～30%，碳水化合物占55%～65%。优质蛋白质应占蛋白质总供给量的1/3以上，饱和脂肪酸、单不饱和脂肪酸、多不饱和脂肪酸的比例为1:1:1。充分利用各种食物营养特点，注意营养素之间的互补作用，保证食物的质与量符合营养学原则，构成平衡膳食。

（二）合理烹调，减少营养素损失

选择食物烹调方法时，要尽量减少营养素的损失。用合理的烹调方法，在品种多样的基础上保证饭菜的色、香、味、形，采用多种烹调方法变换食品花样，对同一类食物可通过更换品种和烹调方法，达到促进食欲，增进食物的消化吸收的目的。

（三）食品安全无害，费用合理

食物要新鲜卫生，符合国家卫生标准，注意防止食物再污染。食谱编制要了解当地市场食物供给情况，包括食物原料的种类和价格，以便减少用餐者的经济负担，花最少的钱，获得满足能量和各种营养素需要的食品。此外还要考虑到季节因素，最好选择当地当季的新鲜食物，了解烹调和制作的人力、物力及技术、设备条件等。

（四）及时更换调整食谱

每1～2周可更换一次食谱。食谱执行一段时间后应对其效果进行评价，不断进行调整。

二、营养食谱的制定方法

营养食谱的制定方法通常有计算法和食物交换份法等。

（一）计算法

计算法是依据计算得到人体能量需要量，根据膳食组成，计算蛋白质、脂肪和碳水化合物的供给量，参考每日维生素、矿物质供给量，查阅食物营养成分表，选定食物种类和数量的方法。具体方法如下：

1.确定全日能量供给量

能量供给量可参照膳食营养素参考摄入量（DRIs）中能量的推荐摄入量（RNI），不同年龄、性别及体力活动水平能量供给量不同。能量不足，人体的血糖下降，就会感觉疲乏无力，进而影响工作、学习的效率；能量若摄入过多则会在体内贮存，使人体发胖，也会引起多种疾病。

2.计算宏量营养素全日应提供的能量

三种产能营养素占总能量的比例取中等值，分别为蛋白质占15%、脂肪占25%、碳水化合物占60%。

3.计算三种能量营养素每日需要数量

求出全日蛋白质、脂肪、碳水化合物的需要量。

1g碳水化合物产生能量4.0kcal，1g脂类产生能量9.0kcal，1g蛋白质产生能量4.0kcal。

4.计算三种能量营养素每餐需要量

三餐中能量分配如下：早餐占30%，午餐占40%，晚餐占30%。

5.主副食品种和数量的确定

已知三种能量营养素的需要量，根据食物成分表，就可以确定主食和副食的品种和数量了。我国当前食物结构是以碳水化合物和植物蛋白质为主提供能量和蛋白质，所以首先计算主食供给量。在计算主食供给量时先将蔬菜类固定，一般是用蔬菜300～500g，固定碳水化合物15g，固定蔬菜的碳水化合物后，剩下的碳水化合物就由主食供给。

主食提供的蛋白质和脂肪算出后，依据需要量其不足部分由副食补充。蔬菜中的蛋白质含量除豆类外，一般都很低。为了方便计算，一般以100g蔬菜中含2g蛋白质计，如400g蔬菜，含8g蛋白质。剩余蛋白质，选择只含蛋白质和脂肪而不含碳水化合物的肉、蛋类。为便于计算，肉类的蛋白质量估计为其重量的1/5，即肉类重量为瘦肉类的蛋白质乘以5；一般瘦肉类的脂肪量约为其蛋白质的1.5倍，亦即将它的蛋白质重量加上一半即成。

（二）食物交换份法

食物交换份法是一种粗略的膳食计算方法。将常用食物分为四大类八小类，

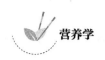

每类食物交换份的食品所含热能相似（一般为90kcal），每个交换份的同类食品中蛋白质、脂肪、糖类等营养素含量相似（表5-1）。根据不同能量需要，按蛋白质、脂肪和碳水化合物的比例，计算出各类食物的交换份数，并按每份食物等值交换选择，再将这些食物分配到一日三餐中，即得到营养食谱（表5-2至表5-8）。

应用食物交换份法计划食谱，要注意以下事项：①仍要遵守平衡饮食原则，合理搭配；②每餐应包括粮食类、副食类、蔬菜类和烹调油；③控制脂肪，忌荤油、肥肉、煎炸和甜食，应少盐；④根据血糖调整食物种类和量。

完成以上的计算，就可以编制营养食谱了。但是，每个人的身体状况都是不同的，所以我们要根据不同人的生理情况编制合理的食谱。

表5-1 食物交换的四大类（八小类）内容和营养价值

组别	类别	每份重量/g	热量/kcal	蛋白质/g	脂肪/g	碳水化合物/g	主要营养素
谷薯组	谷薯类	25	90	2.0	–	20.0	碳水化合物 膳食纤维
菜果组	蔬菜类	500	90	5.0	–	17.0	无机盐
	水果类	200	90	1.0	–	21.0	维生素 膳食纤维
豆类、肉蛋组	大豆类	25	90	9.0	4.0	4.0	蛋白质
	奶类	160	90	5.0	5.0	6.0	–
	肉蛋类	50	90	9.0	6.0	–	–
油脂组	硬果类	15	90	4.0	7.0	2.0	脂肪
	油脂类	10	90	–	10.0	–	–

表5-2 等值谷薯交换表

食品	重量/g	食品	重量/g
大米、小米、糯米、薏米	25	干粉条、干莲子	25
高粱米、玉米碴	25	油条、油饼、苏打饼干	25
面粉、米粉、玉米面	25	烧饼、烙饼、馒头	35
混合面	25	咸面包、窝窝头	35
燕麦片、莜麦面	25	生面条、魔芋生面条	35
荞麦面、苦荞面	25	马铃薯、芋苋、山药	125

续表

食　品	重量/g	食　品	重量/g
各种挂面、龙须面	25	湿粉皮	150
通心粉	25	鲜玉米（1中个，带棒心）	200
绿豆、红豆、芸豆、干豌豆	25		

每份提供蛋白质 2g，碳水化合物 19g，脂肪 0.5g，热能 90kcal。

表 5-3　等值蔬菜类交换表

食　品	重量/g	食　品	重量/g
大白菜、圆白菜、菠菜	500	白萝卜、青椒、茭白、冬笋	400
韭菜、茴香	500	马兰头、南瓜、丝瓜花菜、甜椒	350
芹菜、茎蓝、莴笋、油菜薹	500	鲜豇豆、扁豆、洋葱、蒜苗	250
西葫芦、西红柿、冬瓜、苦瓜	500	胡萝卜、洋葱、蒜苗	200
黄瓜、茄子、丝瓜	500	山药、荸荠、藕	250
芥蓝菜、瓢菜	500	茹菇、百合、芋头	100
蕹菜、苋菜	500	毛豆、鲜豌豆	100
绿豆芽、鲜蘑菇、水浸海带	500		

表 5-4　等值鱼肉蛋类食品交换表

食　品	重量/g	食　品	重量/g
熟火腿、香肠	20	鸡蛋（1大个带壳）	60
半肥半瘦猪肉	25	鸭蛋、松花蛋(1大个带壳)	60
熟叉烧肉（无糖）、午餐肉	35	鹌鹑蛋（6个带壳）	60
瘦猪、牛、羊肉	50	鸡蛋清	150
带骨排骨	50	带鱼	80
鸭肉	50	草鱼、鲤鱼、甲鱼、比目鱼	80
鹅肉	50	大黄鱼、鳝鱼、黑鲢、鲫鱼	100
兔肉	100	虾、青虾、鲜贝	100
熟酱牛肉、熟酱鸭	35	蟹肉、水浸鱿鱼	100
鸡蛋粉	15	水浸海参	350

每份肉蛋类提供蛋白质 9 克，脂肪 6 克，热能 90 千卡

表 5-5　等值大豆类食品交换表

食　品	重量/g	食　品	重量/g
腐竹	20	北豆腐	100

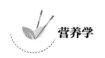

续表

食 品	重量 /g	食 品	重量 /g
大豆	25	南豆腐（嫩豆腐）	150
大豆粉	25	豆浆（黄豆重量 1 份水重量 8 份磨浆）	400
豆腐丝、豆腐干、油豆腐	50		
带骨排骨	50	带鱼	80
鸭肉	50	草鱼、鲤鱼、甲鱼、比目鱼	80
鹅肉	50	大黄鱼、鳝鱼、黑鲢、鲫鱼	100
兔肉	100	虾、青虾、鲜贝	100
熟酱牛肉、熟酱鸭	35	蟹肉、水浸鱿鱼	100
鸡蛋粉	15	水浸海参	350

每份大豆提供蛋白质 9g，脂肪 4g，碳水化合物 4g，热能 90kcal。

表 5-6　等值奶类食品交换表

食 品	重量 /g	食 品	重量 /g
全脂奶粉	15	牛奶	160
脱脂奶粉	25	羊奶	160
乳酪	25	无糖酸奶	100

每份奶类提供蛋白质 5g，脂肪 5g，碳水化合物 6g，热能 90kcal。

表 5-7　等值水果类交换表

食 品	重量 /g	食 品	重量 /g
柿子、香蕉、鲜荔枝	150	李子、杏	200
梨、桃、苹果	200	葡萄	200
橘子、橙子、柚子	200	草莓	300
猕猴桃	200	西瓜	500

每份水果提供蛋白质 1g，碳水化合物 21g，热能 90kcal。

表 5-8　等值油脂类食品交换表

食 品	重量 /g	食 品	重量 /g
花生油、香油（1 汤匙）	10	猪油	10
玉米油、菜籽油（1 汤匙）	10	牛油	10
豆油（1 汤匙）	10	羊油	10
红花油（1 汤匙）	10	黄油	10

续表

食 品	重量/g	食 品	重量/g
核桃、杏仁、花生米	15	葵花籽（带壳）	25
西瓜子（带壳）	40		

每份油脂类提供脂肪 10g，热能 90kcal。

膳食结构

三、食谱评价的原则

怎样确定编制的食谱是否科学合理？将各种营养素的供给量与DRIs进行比较，相差在 10% 上下，为合乎要求，否则要增减或更换食品的种类或数量。每天的能量、蛋白质、脂肪和碳水化合物的量出入不应该很大，其他营养素以一周为单位进行计算、评价即可。

（一）食谱的评价内容

1.食谱中所含五大类食物是否齐全，是否做到了食物种类多样化。

2.各类食物的量是否充足。

3.全天能量和营养素摄入是否适宜。

4.三餐能量摄入分配是否合理，早餐是否保证了能量和蛋白质的供应。

5.优质蛋白质占总蛋白质的比例是否恰当。

6.三种产能营养素（蛋白质、脂肪、碳水化合物）的供能比例是否适宜。

（二）食物评价的步骤

1.首先按类别将食物分类排序，并列出每种食物的数量。

2.从食物成分表中查出每 100g 食物所含营养素的量，算出每种食物所含营养素的量，计算公式为：食物中某营养素含量＝食物量（g）× 可食部分比例 ×10g盒物中营养素含量/100。

3.将所用食物中的各种营养素分别累计相加，计算出一日食谱中三种能量营养素及其他营养素的量。

4.将计算结果与中国营养学会制订的"中国居民膳食中营养素参考摄入量"中同年龄同性别人群的水平比较，进行评价。

5.根据蛋白质、脂肪、碳水化合物的能量折算系数，分别计算出蛋白质、脂肪、碳水化合物三种营养素提供的能量及占总能量的比例。

6.计算出动物性及豆类蛋白质占总蛋白质的比例。

7.计算三餐提供能量的比例。

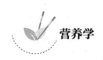

食谱编制

第二节　膳食指南

一、膳食指南的概念

膳食指南（dietary guidelines，DG）是根据营养科学原则和当地百姓健康需要，结合当地食物生产供应情况及人群生活实践，由政府或权威机构研究并提出的食物选择和身体活动的指导意见。膳食指南是健康教育和公共卫生政策的基础性文件，是国家实施和推动食物合理消费及改善人群健康目标的一个重要组成部分。我国的膳食指南有着近30年的历史。1989年，中国营养学会首次发布了《中国居民膳食指南》，随后在原卫生部的委托和指导下，分别于1997年、2007年、2016年进行修改和发了第2版、第3版和第4版《中国居民膳食指南》。膳食指南有针对性地提出了改善营养状况的平衡膳食和适量运动的建议，给出了可操作性的实践方法；不但宣传了食物、营养和健康的科学知识，而且有利于提高居民的基本营养和健康素养。《中国居民膳食指南》是引导居民加强自我健康管理、提高生活质量和促进健康水平的宝典。

二、膳食指南的内容

膳食指南修订专家委员会总结了最新食物与人群健康关系的科学证据，梳理了我国居民主要营养和健康问题，为改善大众营养、引导食物消费、促进全民健康，《中国居民膳食指南（2016）》中提出了六条核心推荐条目，即：

推荐一　食物多样，谷类为主

推荐二　吃动平衡，健康体重

推荐三　多吃蔬果、奶类、大豆

推荐四　适量吃鱼、禽、蛋、瘦肉

推荐五　少盐少油，控糖限酒

推荐六　杜绝浪费，兴新食尚

膳食指南-食物多样

（一）食物多样，谷类为主

人类需要的营养素有 40 多种，如蛋白质、碳水化合物、脂肪、钙、铁、维生素 A、维生素 B_1、维生素 B_2、维生素 C 等。除了母乳可以满足 6 月龄以内的营养需要外，没有一种食物含有人体所需要的所有营养素。食物可以分为五大类：第一类为谷薯类，包括谷类，包含全谷物类和豆类。由于在食用习惯上杂豆类经常保持整粒状态，与全谷物概念一起，且常作为主食的材料，因此也放入此类。第二类为蔬菜和水果类。第三类为动物性食物，包括畜、禽、鱼、蛋、奶类。第四类为大豆类和坚果类。第五类为纯能量食物。不同食物中营养成分的种类和数量又各不同，人体对各种营养素的需要量也各不相同。

按照《指南》建议，平均每天不重复的食物种类要达到 12 种以上，每周要达到 25 种以上，烹调油和调味品不计算在内。按照一日三餐食物的分配，早餐至少摄入 4～5 种，午餐摄入 5～6 种食物；晚餐 4～5 种食物；加上零食 1～2 种。小分量是实现食物多样化的关键，也就是每样食物吃少点，食物种类多一些。尤其是儿童用餐，小分量选择可以让儿童吃到更多品种的食物，营养素来源更丰富。全家人一起吃饭和集体用餐，也是通过分量变小从而提升食物多样化的方法。食物多样化可通过以下方法来实现：

1.粗细搭配

主食应该注意增加全谷物和杂豆类食物，因为谷类加工精度越高，越会引起人体较高的血糖应答。烹调主食时，大米可与全谷物稻米（糙米）、杂粮以及杂豆搭配食用，传统的二米饭、豆饭、八宝粥、炒饭都是增加食物品种的好方法。

2.荤素搭配

动物性食物和植物性食物搭配食物搭配烹调，可以在改善菜肴色、香、味

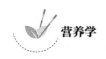

的同时，增加食物品种。

3.颜色搭配

食物呈现的多彩颜色不仅能给人视觉上美的享受，更能刺激食欲。如来自不同豆类的食物、什锦蔬菜，可以满足食物种类多样化。

4.同类食物交换

食物多样，同时要注意膳食结构合理性。一段时间内同类型的食物可以进行交换，避免每天食物品种单一，以促进食物多样性。

（二）吃动平衡，健康体重

体质指数（BMI）可以用来量自己的体重是否健康，它的计算方法是重（千克）除以身高（米）的平方，例如：身高 1.60 米，体重 60kgBMI 计算如下：$60 \div (1.6 \times 1.6) = 23.4$，即 BMI 是 23.4，健康成年人的 BMI 应在 18.5～23.9。65 岁以上老年人的体重和 BMI 应该略高，另外对于运动员等体内肌肉比例高的人，上述 BMI 评价范围不适用。

▪膳食指南-吃动平衡

保持正常体重是健康的基础，要平衡"吃"和"动"的关系，在满足营养需求的基础上适当运动，增强身体功能，保持健康的生活方式。

维持健康体重需要做到以下几点：养成定期称重的习惯，时常核查自己的 BMI，以了解自己的体重范围。按照平衡膳食的模式准备食物，做到科学饮食。根据自己的年龄性别体力活动等级摄入能量，食不过量。养成坚持运动的习惯，改善健康状况。保持良好的作息和生活方式。

▪膳食指南-吃动平衡

（三）多吃蔬果、奶类、大豆

不同品种蔬菜的营养特点各不相同，只有选择不同品种的蔬菜合理搭配才有利于健康。建议每日膳食蔬菜，品种要多样，每天至少达到 3～5 种。

▪膳食指南-多吃蔬果

蔬菜放置时间过长，不仅影响口感还会导致营养素损失，蔬菜腐败变质，还会导致其中的亚硝酸盐含量增加，对人体健康不利，因此应选择新鲜应季的蔬菜。像土豆、芋头、山药、南瓜、百合、菱角等蔬菜的碳水化合物含量很高，相比其他蔬菜提供的能量较高，在食用这类蔬菜时，要特别注意减少主食的量。

不能用腌菜和酱菜替代新鲜蔬菜。腌菜和酱菜是一种储存蔬菜的方式，也是风味食物，但是在制作过程中，蔬菜中的维生素已经损失，从营养角度已经不属于蔬菜类别。

膳食指南-多吃蔬果

（四）适量吃鱼、禽、蛋、瘦肉

蛋和瘦肉是人体优质蛋白质和多种微量营养素的重要来源，但肉类脂肪含量普遍较多、能量高，有些含有较多的饱和脂肪酸和胆固醇，摄入过多可增加肥胖和心血管疾病等的发病风险，所以此类食物应当适量摄入。建议成人每天 120～200g 动物性食品，即平均摄入鱼类 40～75g，畜禽肉蛋类 40～50g，蛋类 40～50g。

膳食指南-适量吃鱼禽蛋

（五）少盐少油，控糖限酒

食盐是食物烹饪或加工的主要调味品，也是人体所需要的钠和氯的主要来源，目前我国多数居民的食盐摄入量过高，过多的盐摄入与血压升高有关，因此要降低食盐摄入，少吃高盐食品，每日盐的摄入量不超过 6g。

膳食指南-少盐少油

烹调油包括植物油和动物油，是人体必需脂肪酸和维生素E的主要来源，也有助于食物中脂溶性维生素的吸收利用。目前我国居民烹调油摄入量过多，脂肪提供能量的比例过大。过多脂肪摄入会增加慢性病的患病风险，因此建议减少烹调油用量，每日烹调用油每人不超过 25g。

糖是纯能量食物，不含其他营养成分，过多摄入可增加龋齿、超重肥胖发生的风险。对于儿童少年来说，含糖饮料是添加糖的主要来源之一，建议不喝或少喝含糖饮料。过量饮酒与多种疾病相关，会增加肝损伤、痛风、心血管疾病和某些癌症发生的危险，因此一般不推荐饮酒。

膳食指南-少盐少油

（六）杜绝浪费，兴新食尚

勤俭节约是中华民族的传统美德，食物资源宝贵，来之不易。我们应尊重劳动，珍惜食物，杜绝浪费。我国拥有悠久的饮食文化，优良的饮食文化是实施平衡膳食强有力的支撑。新食尚鼓励膳食营养平衡、文明餐饮不铺张浪费、

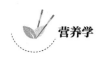

回家吃饭、饮食卫生等优良文化的发展和传承；提倡家庭应按需选购食物，定量备餐；集体用餐时采取分餐制和简餐，文明用餐，反对铺张浪费；新食尚还倡导人人应注意饮食卫生、在家吃饭，与家人一起分享食物和享受亲情，以节俭低碳为美德。

■ 膳食指南-食物多样

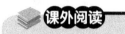

为什么要进行体育活动

人们为什么要努力锻炼身体？一个人的日常食物选择能很大程度地影响健康，而营养与体育运动结合则更有益于健康。那些将有规律的体育活动与营养结合起来的人至少能够获得以下一些益处：

降低心血管疾病、糖尿病、某些癌症和高血压等疾病的风险；

增加耐受力、强度和柔韧性；

更乐观和避免抑郁症；

改善心理功能；

感觉充满活力；

体育活动中能够得到乐趣和友谊；

增强自我形象；

减少体脂，增加肌肉组织；

保持青春容颜、健康的肌肤，以及改善肌肉弹性；

增大骨密度，降低成年人日后骨质流失的风险；

增加老年人的独立性；

改善睡眠质量；

能使伤口更易愈合；

减轻经期症状；

提高抗感染能力。

第六章

Chapter 6

营养不良与临床营养

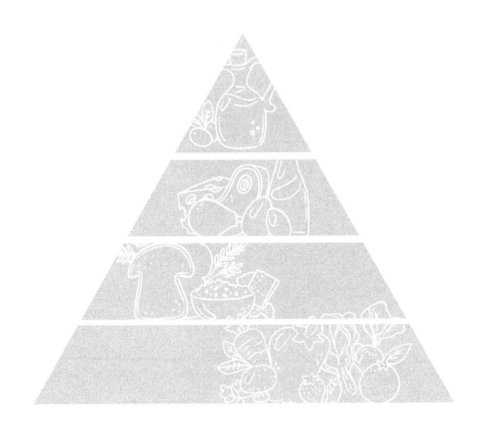

? 思考题

1.常规膳食和治疗膳食各分哪些种？其适用范围如何？

2.治疗膳食的配膳原则如何？

第一节　营养不良

一、营养不良的病因

（一）营养需要量增加

较大手术后的病人处于创伤应激状态，其分解代谢增强，合成代谢下降，能量消耗增加，在得不到足够营养补充的情况下，容易导致营养不良。

（二）食物摄入量不足

创伤感染、腹部不适、消化道疾病等原因，可使病人食欲不佳或是进食减少；有些时候由于手术前的准备不允许进食，或是需要适当延长禁食时间等也会导致营养不良。

（三）营养物质吸收障碍

肠道的炎症性疾病，如出血性小肠炎、溃疡性结肠炎，以及胃肠道手术后的小胃综合征、短肠综合征等，容易出现营养不良。

（四）营养素的丢失增加

一般手术都有出血、创面渗出及引流物等丢失大量的蛋白质，术后机体处于负氮平衡，或造成营养不良。

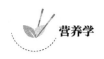
二、营养不良的代谢改变

（一）单纯饥饿时机体的代谢改变

单纯饥饿或禁食时，机体为了维持生命，仍需消耗一定能量。体内在能源储备有限的情况下，则对代谢加以调整，首先是降低代谢率，其次那些只靠葡萄糖代谢供能的组织，如神经系统则改用氧化酮体来供能，减少利用蛋白质进行糖异生，降低氮的损耗，使血糖维持在较低水平，每日尿氮排出量减少到3～4g。

（二）应激状态时机体的代谢改变

应激状态下机体耗能增加，分解代谢增加，合成代谢下降。这种特殊的代谢改变的程度与创伤、感染的严重程度成正比。一般无感染的手术其分解期为3～7天，在分解期内病人耗能增加并处于负氮平衡。以无并发症的胃大部切除为例，其分解期为7～10天，每天消耗蛋白质约120g，相当于肌肉500g，因此病人术后体重要减轻4～5kg。创伤应激状态与单纯饥饿机体的代谢改变对比见表6-1。

表6-1　单纯饥饿与创伤应激代谢改变

代谢改变	单纯饥饿	创伤应激
基础代谢率	降低	升高
血糖	降低	升高
蛋白质	减少	增加
酮体生成	增加	抑制
尿氮排出	减少	增加
胰高血糖素	减少	增加
皮质醇	减少	增加
消瘦	慢	快

三、营养不良的分类

根据营养评定结果，可以了解病人有否营养不良，同时可判断营养不良的3

种不同类型。

（一）蛋白质营养不良

营养素摄入不足或应激状况下分解代谢的增加，使血清白蛋白降低，细胞免疫及总淋巴细胞计数异常。这种病人的诊断往往因外表及人体测量数值正常而被忽视，只有在监测血浆蛋白及免疫功能时才被发现。

（二）蛋白质-能量营养不良

蛋白质-能量营养不良是临床上最常见一种营养不良类型。由于蛋白质和能量摄入不足而逐渐消耗肌肉组织及皮下脂肪，表现为体重明显下降，其他人体测量值都较低，但血清蛋白仍正常。

蛋白质-能量营养不良

（三）混合型营养不良

混合型营养不良是长期慢性营养不良发展的结果。兼有以上两种类型的某些表现，其主要特点在于内源脂肪及蛋白质储备的耗竭，可导致器官功能损害，感染及并发症的发生率提高，是一种极其严重而且会危及生命的营养不良。

蛋白质-能量营养不良

四、营养治疗目的和意义

（一）消除病因

营养性疾病的发生、发展、预防、治疗都与营养直接相关，合理营养可预防。如单纯营养性贫血，通过纠正不良饮食习惯，补充富含铁、维生素C和蛋白质的膳食即可治愈；佝偻病在补充富含钙、维生素D的膳食基础上，充分晒太阳，症状可消除；再比如饮食治疗已成为糖尿病的基本治疗方法。

（二）改善症状

采取有针对性的营养治疗措施可以改善某些疾病的症状，比如低脂肪膳食

可减轻或消除胆囊炎的症状，高纤维膳食可减轻或消除便秘的症状，低苯丙氨酸的饮食可控制苯丙酮尿症病情的发展，低嘌呤膳食可减轻或消除痛风的症状。

（三）诊断疾病

采取营养治疗措施有助于诊断营养缺乏病，例如通过给予维生素治疗可确诊维生素缺乏病。另外，还可用一些试验餐来诊断疾病，如隐血试验餐可检查消化道是否出血，胆囊造影餐可检查胆囊浓缩功能，糖耐量试验餐对糖耐量降低和糖尿病的诊断有重要价值。

（四）辅助治疗

药物治疗、手术治疗、放射治疗等疗法都需要饮食治疗的密切配合。胃、肠炎病人除使用药物治疗以外，饮食治疗也十分重要。手术前通过饮食营养增加体内营养素储备，增强机体抵抗能力，可提高手术成功率。接受放射治疗后，往往食欲降低，若及时加以合理的饮食治疗，可提升治疗效果。

（五）提供营养

不管患什么疾病，饮食营养都是一种基本的支持疗法，它可提供能量和营养素，全面调节体内代谢，增强机体免疫能力。

营养治疗是营养性疾病的基本治疗方法，它有消除病因、全面调节体内代谢、增强机体免疫能力的独到功能；营养治疗无毒副作用，同时也可作为其他病的辅助治疗方法。随着临床营养学科的发展，肠内营养、肠外营养技术的推广使用，营养治疗无论在医院疾病综合治疗中还是在社区慢性疾病防治中，都将起着越来越重要的作用。

五、营养治疗方法

疾病的侵袭或外界不利因素的影响可使患者处于异常代谢状态，导致营养状态发生改变，出现营养风险或营养不良。营养风险或营养不良会使患者对相应治疗的耐受能力下降，影响机体的恢复，最终可能影响疾病的预后。因此正确评估和评价患者营养状态，对发生不同程度营养状态改变的患者进行有针对性的处理，避免和纠正营养不良，能使患者较顺利地耐受相应的治疗以及促进机体的恢复。临床营养支持分为肠内营养和肠外营养。

（一）肠内营养

肠内营养（enteral nutrition，EN）是指对于不能耐受正常膳食的患者，经胃肠道供给只需要化学性消化或不需要消化、由中小分子营养素组成的营养液提供营养素的方法。肠内营养可以避免肠黏膜发生萎缩，维持胃肠道正常的生理结构和功能，保护肠道黏膜屏障功能，同时也可以保护胰-胆系统的功能。肠内营养在一定程度上对于营养素的利用更为有效，与肠外营养相比，具有副作用小、更接近正常生理状态等特点，更少引起感染和代谢性的并发症，且比肠外营养使用更方便、经济。

1. 适用范围

凡具有营养支持指征的病人，其胃肠道功能存在并具有一定吸收功能，都可接受肠内营养支持。

（1）咀嚼和吞咽困难

包括以下情形：①意识障碍或昏迷、无进食能力的患者。②口腔或咽喉疾病、食管化学性灼伤、上消化道术后等经口进食困难的患者。③头部外伤等丧失吞咽功能的患者。

（2）消化道疾病稳定期

包括以下情形：①各种原因所致小肠部分或广泛切除的短肠综合征患者，如肠梗阻、Crohn病等。术后早期需肠外营养，胃肠道功能逐步恢复后，稳定期可以过渡到肠内营养。②胃肠造瘘的患者。③炎性肠道疾病患者，如溃疡性结肠炎、肠结核等。病情严重时应采用肠外营养支持，病情缓解后，应逐步过渡到肠内营养。肠内营养有利于防止肠道黏膜萎缩和菌群失调。④顽固性腹泻患者，应用肠内营养有助于疾病的恢复和营养状况的改善。⑤急性胰腺炎患者，恢复期宜采用空肠喂养，可减少胰腺外分泌，有利于肠道功能早日恢复。

（3）经口摄入不足者

包括癌症、AIDS等营养物质消耗增加而相对经口摄入不足的患者。

（4）高分解代谢患者

包括严重感染、手术、创伤及大面积灼伤患者。

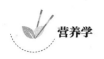

（5）围手术期患者

择期手术的病人在术前进行肠内营养支持，可改善病人的营养状况和免疫功能，提高手术耐受力，减少术后感染的危险性。术后肠蠕动恢复后，尽早采用肠内营养，有利于病人早日恢复。

（6）重要器官功能衰竭的患者

如肝功能衰竭、肾衰竭等患者，进行肠内营养支持，有利于减少并发症。

2.禁忌证

肠内营养的禁忌证有以下几个方面：①3～12个月的婴儿不能耐受高张液体肠内营养的喂养。②小肠广泛切除后6～8周不能应用肠内营养，8周以后采用逐步增量的方法进行肠内营养。③胃部分切除后不能耐受高渗糖的肠内营养，因易产生倾倒综合征。④处于严重应激状态、麻痹性肠梗阻、休克、上消化道出血、顽固性呕吐、腹膜炎或腹泻急性期，均不宜给予肠内营养。⑤严重吸收不良综合征及极度衰弱的病人在肠内营养以前，应先给予一段时间的肠外营养，在改善其小肠酶的活动力后，可采用逐步增量的方法进行肠内营养。⑥症状明显的糖尿病，接受高剂量类固醇药物的病人，都不耐受肠内营养的高糖负荷。⑦先天性氨基酸代谢缺陷病的儿童不能采用一般的肠内营养。

肠内营养

（二）肠外营养

肠外营养（parenteral nutrition，PN）是指无法经胃肠道摄取营养或摄取营养物不能满足自身代谢需要的患者，通过肠道外通路输注包括氨基酸、脂肪、碳水化合物、维生素及矿物质在内的营养素，提供能量，纠正或预防营养不良，改善营养状态，并使胃肠道得到充分休息的营养治疗方法。当病人胃肠道功能不良，不能经肠营养或不允许经肠营养的情况下，这是唯一的一条营养支持途径，主要是通过中心静脉或外周静脉输入每天病人所必需的营养物质以满足机体代谢的需要。

肠外营养

1.适用范围

肠外营养支持的基本适应证是胃肠道功能严重障碍或衰竭的患者。凡存在营养不良需要进行营养支持，或2周内不能或不宜接受肠内营养的患者，都是肠外营养支持的适应证。

（1）消化系统疾病

消化系统疾病主要包括胃肠道炎性疾病、短肠综合征、消化道瘘、急性重症胰腺炎、胃肠道梗阻等其他疾病严重营养不良伴长期吸收功能障碍患者。

（2）应激、高分解代谢状态

严重复合伤、大面积烧伤、大范围的手术等患者处于强烈的应激状态，代谢旺盛，同时消化功能受到抑制，不能经胃肠道补充足够的营养素。

（3）严重感染与败血症

感染导致的持续高热，使能量需求明显增加，患者食欲减退而营养素的摄入则明显不足。病人可出现负氮平衡和低蛋白血症。此类患者应注意尽早给予肠外营养支持治疗。

（4）术前准备

手术后的死亡率与营养不良状况密切相关，对于营养不良和存在感染并发症倾向的患者，进行手术前应给予肠外营养治疗，建议术前营养治疗7～10天，有效地改善病人营养状况，提高手术耐受力，减少并发症，促进术后恢复，降低手术的死亡率。

（5）肝肾功能衰竭

肝肾功能衰竭时，蛋白分解增加并易合并感染，营养物质丢失过多，诸多因素均可促使患者迅速出现明显的营养障碍，从而使已损伤的肝肾功能更不易恢复。肠外营养可有效改善病人营养状况，有助于缩短病程，减少并发症。

（6）妊娠剧吐与神经性厌食

早孕反应所致的严重恶心、妊娠呕吐超过5～7天，应采用肠外营养支持，以保护孕妇及胎儿的正常发育。神经性厌食采用肠外营养支持，可避免因消化道分泌受抑制所引起的严重营养不良。

（7）其他

神志不清，肺内吸入高度危险倾向，腹膜炎，肿瘤化疗或放疗引起的胃肠道反应等短期内不能由肠内获得营养的患者，均可进行肠外营养治疗。

肠外营养

2.禁忌证

肠外营养的禁忌证有以下几个方面：①无明确治疗目的，或已确定为不可

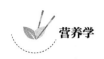

治愈、无复活希望而继续盲目延长治疗者。如广泛转移的晚期恶性肿瘤伴恶病质的患者，生活质量差、任何治疗方法均无明显改善作用，此时肠外营养也无明显益处。②心血管功能紊乱或严重代谢紊乱期间需要控制或纠正者。③病人的胃肠道功能正常或可适应肠内营养者。对接受肠外营养治疗的患者，应注意观察胃肠道功能的恢复情况，及时由肠外营养过渡到肠内营养。④病人一般情况好，只需短期肠外营养，预计需要的时间少于 3～5 天者。⑤原发病需立即进行急诊手术者，不宜强求于术前行肠外营养支持，以免延误对原发病的治疗。⑥预计进行肠外营养，其并发症的危险性大于其可能带来的益处。

第二节　常用治疗膳食

治疗膳食（therapeutic diet），也称调整成分膳食（modified diet），是指根据病人不同生理情况，调整膳食的质地和成分从而起到治疗疾病和促进健康作用的膳食。治疗膳食是以平衡膳食为基础，在允许的范围内，除必须限制的营养素外，其他均应供给齐全，配比合理。调整某种营养素摄入量时，要考虑各营养素间的相互关系，切忌顾此失彼，根据病情的变化及时更改膳食内容。同时，膳食的制备应适合病人的消化、吸收和耐受能力，并照顾病人的饮食习惯。治疗膳食的种类很多，现将临床常用的归纳如下。

膳食是病人获得营养的主要途径，医院膳食是根据人体的基本营养需要和各种疾病的治疗需要而制定的，分为基本膳食、治疗膳食和试验膳食三大类。主要介绍前两类。

一、基本膳食

基本膳食（basic diets in hospital）又称常规膳食（routine diets in hospital），适用于一般病人的饮食需要，是对营养素的种类、摄入量未做调整的平衡饮食。

基本膳食包括普通膳食、软食、半流质膳食与流质膳食。

（一）普通膳食

普通膳食（general diet）简称普食，亦称正常饭，与正常人的膳食接近。膳食要求符合平衡膳食原则，能量及各类营养素必须充足供应。医院中食用此种膳食的患者最多，一般占医院病人的50%～60%。

1.适用对象

适用于体温正常、无消化道疾病、咀嚼和吞咽功能正常、无需膳食限制的产妇和恢复期患者。

2.配膳原则

（1）必须是适合身体需要的平衡膳食，含有充足的各种营养素。

（2）一般正常的食品均可采用，每日供给的食物包括谷类、蔬菜、鱼肉、蛋类、奶类、豆类及适量的脂肪和少量的调味品，每日的蔬菜不少于300g，其中黄绿色蔬菜大于50%。

（3）避免应用强烈辛辣刺激性的食品或调味品。

（4）脂肪食品、油炸食品及其他不易消化的食物应少用。

（5）烹调应科学合理，减少营养素的流失，注意色、香、味、美，以增进食欲。

（6）每日供应三餐，每目总热量为2200～2600kcal。实际应用时可根据个体差异（如年龄、身高等）、体力活动和疾病消耗等适当调整。碳水化合物每天供给量为350～450g，占总能量的50%～60%。脂肪每天供给量应占总能量的15%～20%，以不超过25%为宜。蛋白质每天供应量为70～90g，优质蛋白质应达到总量的30%～40%。每天应补足水分。维生素和矿物质应全面补充，注意供给平衡。

3.食物选择

（1）宜选食物

各种食物均可食用，与正常人饮食基本相同。

（2）少选或忌选食物

辣刺激性食物及调味品，如辣椒、大蒜、芥末、胡椒、咖喱等。不宜消化、过分坚硬以及易产气的食物，如油炸食物、动物油脂、干豆类等。

（二）软食

软食（soft diet）比普食更容易消化，特点是质地柔软、食物残渣少、易于咀嚼，是病人由半流质膳食向普通膳食过渡的膳食。

1.适用对象

适用于有轻微发烧、消化不良、咀嚼不便、口腔疾患、肠道疾患恢复期的患者以及老年病人和 3～4 岁幼儿。

2.配膳原则

必须是适合身体需要的平衡膳食，含有充足的各种营养素。一般正常的食品均可采用，每日供给的食物包括谷类、蔬菜、鱼肉、蛋类、奶类、豆类及适量的脂肪和少量的调味品，每日的蔬菜不少于 300g，其中黄绿色蔬菜大于 50%。

（1）食物要易于消化，便于咀嚼，食物烹调要切碎，烧烂煮软。

（2）不用油炸及粗纤维多的食物，采用以蒸、煮、炖、烩为主的烹调方法，食物品种选择上应减少非溶性的粗纤维，可选用含果胶类的可溶性食物纤维，忌用强烈辛辣的调味品。

（3）长期采用软饭时，因蔬菜都是切碎煮软，维生素损失较多，故要注意补充，如多用维生素C含量丰富的食物，如鲜番茄汁、鲜果汁等，同时可补充矿物质。

（4）营养素含量不低于普通饭，饮食须鲜美可口，一日 3 餐，条件许可时，下午增加一餐点心。

（5）营养供给应平衡，每日总热量为 2200～2400kcal，蛋白质 70g 左右。

3.食物选择

（1）宜选食物

主食可选软米饭、馒头、粥、包子、饺子、馄饨、面条等。肉类应选择肌纤维较细、短的瘦肉，如鸡肉、鱼肉、虾肉或畜肉丸、肉末等。蔬菜、水果类可多用含粗纤维少的蔬菜及水果，如南瓜、冬瓜、菜花、土豆和胡萝卜以及香蕉、橘子、苹果、梨、桃等。蔬菜类应选用嫩菜叶，切成小段后进行烹调，可煮烂或制成菜泥。水果应去皮生食，或制成水果羹食用。

（2）少选或忌选食物

忌选煎炸、过于油腻的食物，如煎鸡蛋；忌选生冷及含粗纤维多的蔬菜，如芹菜、韭菜、竹笋、榨菜、生萝卜、葱头等；忌选坚果类食物如花生仁、核桃、杏仁、榛子等，但制成花生酱、杏仁酪、核桃酪后可食用；忌选整粒的豆类、糙米、硬米饭；忌选刺激性的调味品，如辣椒粉、芥末、胡椒粉、咖喱等。

（三）半流质膳食

半流质膳食（semi-liquid diet）外观呈半流体状态，较软食更细软，更易于咀嚼和消化，是介于软食与流质膳食之间的一种饮食，也是从流质至软食或普通饭的过渡膳食。食物应易于消化，易于咀嚼及吞咽，呈半流动液体的食物。

1.适用对象

半流质膳食适用于体温增高、胃肠消化道疾患，身体比较衰弱、缺乏食欲、咀嚼困难、口腔疾病患者，刚分娩的产妇，或在某些外科手术后暂作为过渡的饮食。

2.配膳原则

（1）少食多餐，通常为每2～3小时进餐一次，每天5～6次，每次300ml左右。

（2）如有消化道出血的病人，应采用少渣半流质。对伤寒、痢疾病人的饮食不能给含纤维及胀气的食物，如蔬菜、生水果等，对痢疾病人的饮食不能给牛奶等易胀气的食品。

（3）膳食热能较低，一般只短期使用，每日总热量在1500～2000kcal，蛋白质60g左右。

（4）主食应定量，一般全天不超过300g。注意水的平衡，其他营养素应尽量供给。

（5）可用米面类食物（粥、馄饨、面包、馒头、麦片），面食（苏打饼干、蛋糕等软点心），荤食类（瘦肉类及鸡、鸭、鱼、虾等），蛋类（煮蛋、炒蛋、蒸蛋等），乳类（牛奶、羊奶、奶酪及牛奶做成的软点心），豆类（豆浆、豆腐脑、豆腐等），苹果、碎叶菜类、煮烂的瓜果等。

（6）禁食油脂多、油煎炸的食物及粗纤维食物以及辛辣调味品等。

3.食物选择

（1）宜选食物

主食可选粥、面条、面片、馄饨、面包、蛋糕、饼干、小笼包子、小花卷、藕粉等。肉类可选用瘦嫩的猪肉制成肉泥、肉丸等，鸡肉可制成鸡丝、鸡泥，

也可选用虾仁、软烧鱼块、汆鱼丸、碎肝片等。蛋类除油煎炸之外，各种烹调方法均可以选用，如蒸鸡蛋、煮鸡蛋、炒鸡蛋等。乳类及其制品，如牛奶、奶酪等都可选用。豆类宜制成豆浆、豆腐脑、豆腐、豆腐干、腐乳等食用。水果及蔬菜宜制成果冻、果汁、菜汁、菜泥等后再食用，也可选用少量的碎嫩菜叶加于汤面或粥中。

（2）少选或忌选食物

忌选硬而不易消化的食物，如蒸米饭、蒸饺、煎饼等；忌选豆类、大量肉类、大块蔬菜以及油炸食品，如熏鱼、炸丸子等；忌选浓烈、有刺激性调味品。

（四）流质膳食

流质膳食（liquid diet）是一种极易消化，含渣量很少，不需咀嚼、易于吞咽，呈流体状态或在口腔内能融化为液体的膳食。常用的流质膳食一般分为流质、浓流质、清流质，冷流质和不胀气流质（忌甜流质）五种。病人由肠外营养向肠内营养过渡初期，宜先采用清流质或不胀气流质。清流质可用于急性腹泻和严重衰弱的病人。口腔、颌面部、颈部术后宜进食浓流质。喉部术后 1～2 天宜进食冷流质。

1.适用对象

流质膳食适用于急性感染、高热、消化道溃疡或炎症、咀嚼吞咽困难、大手术后及腹部手术后的病人（包括妇产科病人），以及其他重症、全身衰弱的患者。

2.配膳原则

（1）食物呈液体或在口中溶化为液体，易吞咽，易消化，同时应甜咸适宜，以增进食欲。

（2）少食多餐，每 2～3 小时供应一次，每日 6～7 次，每次 200～250ml。

（3）凡腹部手术者及痢疾病人，为避免胀气应不给牛奶、豆浆及过甜的液体。

（4）喉部手术者，如扁桃体摘除手术后应给予流质（冷流质），同时禁用过酸、过咸的饮料，以免伤口刺激疼痛。

（5）凡用鼻管喂入的流质，忌用蛋花汤，浓米汤，以免管道堵塞。

（6）不要用任何刺激性的食物及调味品，并注意无机盐的平衡。

（7）这种饮食所供热量及营养素均不充足，不宜长期采用，只能短期使用

1～3日，每日总热量800～1000kcal，有时为了增加膳食中的能量，在病情允许的情况下，可给予少量易消化的脂肪，如芝麻油、奶油、黄油等。蛋白质40g左右。

（8）可用食物有米面类（米汤、各种米面糊），汤类（排骨汤、牛肉汤、鸡汤等），豆类（豆浆、豆腐脑），乳类（牛奶、奶油、奶酪等），饮料（果汁、水果冻、麦乳精等）。

3.食物选择

（1）宜选食物

流质饮食可选用各种肉汤、蛋花汤、蒸蛋羹、牛乳、牛乳冲鸡蛋、麦乳精、米汤、奶酪、酸奶、藕粉、蔬菜汁、水果汁、豆浆、豆腐脑、去过壳的罗赤豆或绿豆汤等。如果患者需要高能量，应选用浓缩食品，如奶粉、鸡蓉汤等，或进行特别制备。清流质饮食不含产气食物、残渣最少，较流质膳食更加清淡，可选用过滤米汤、稀藕粉、过滤猪肉汤、过滤牛肉汤、排骨汤、过滤蔬菜汤、过滤果汁、果汁胶冻、淡茶等。浓流质饮食宜选用无渣较浓稠食物，其多以吸管吸吮，故如较稠的藕粉、鸡蛋薄面糊、麦乳精、牛乳、可可乳等。冷流质饮食一般选用冷牛乳、冷米汤、冷豆浆、冷蛋羹、冷藕粉、冰激凌、冰砖、冰棍、甜果汁、冷的果汁胶冻等。不胀气流质饮食应忌用蔗糖、牛乳、豆浆等产气食品，其他同流质。

（2）少选或忌选食物

一切非流质的固体食物、含膳食纤维多的食物以及过于油腻、刺激性的食物均不宜选用。

二、治疗膳食

治疗膳食（therapeutic diet）也称成分调整膳食（modified diet），是指根据病人不同生理病理情况，调整膳食的成分和质地，从而起到治疗疾病和促进健康作用的膳食。

其基本原则是以平衡膳食为基础，在允许范围内，除必须限制的营养素外，其他均应供给齐全，配比合理，要及时根据病人病情、消化、吸收和耐受力等

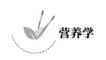

加以调整。

（一）高能量膳食

高能量膳食（high energy diet）是指其能量供给量高于正常人膳食供给标准，可迅速补充于机体，改善病人的营养不良状态，满足其疾病状态下的高代谢需要。

1.适用对象

①合成代谢不足者，如严重消瘦、营养不良和吸收障碍综合征者等。

②分解代谢增强者，如甲状腺功能亢进症，癌症、严重烧伤和创伤高热病人等。

2.配膳原则

（1）尽可能增加进食量

高能量膳食主要通过增加主食量和调整膳食内容来增加能量的供给。增加摄入量应循序渐进，少量多餐，避免造成胃肠功能紊乱。除三次正餐外，可分别在上午、下午或晚上进行加餐。

（2）供给平衡膳食

为保证能量充足，膳食应有足量的碳水化合物、蛋白质、适量的脂肪，同时也需要相应增加矿物质和维生素的供给，尤其是与能量代谢密切相关的维生素 B_1、维生素 B_2 和烟酸。适当增加钙的供给，由于膳食中蛋白质的摄入量增加，尿钙排出增加，易出现负钙平衡。为防止血脂升高，在膳食供给时应减少饱和脂肪酸、胆固醇和精制糖的含量。

（3）应根据病情调整供给量

病情不同对能量的需要量也不同。如成年烧伤病人每日约需 4000kal 能量，远高于一般病人的每日增加 300kcal 左右能量。

（二）低能量膳食

低能量膳食（low energy diet）是指饮食中所提供的能量低于正常需要量，目的是减少体脂贮存，降低体重，或者减轻机体能量代谢负担，以控制病情。

1.适用对象

需要减轻体重的病人，如单纯性肥胖，糖尿病、高血压、高脂血症，冠心病等患者。

2.配膳原则

除了限制能量供给外，其他营养素应满足机体的需要，能量供给量要适当递减，以利于机体动用、消耗储存的体脂，并减少不良反应。

（1）减少膳食总能量，增加饱腹感

减少量视病人情况而定，但每日总能量摄入量不宜低于 800 ～ 1000kcal，以防体脂动员过快，引起酮症酸中毒。多食用富含膳食纤维的蔬菜和低糖的水果，必要时可选用琼脂类食品增加饱腹感。

（2）蛋白质供给量应充足

由于限制能量供应而使主食的摄入量减少，蛋白质供给量需相应提高，至少占总能量的 15% ～ 20%，每日蛋白质供应量不少于 1g/kg，优质蛋白质应占 50% 以上，减少肌肉蛋白质的分解。

（3）碳水化合物和脂肪相应减少

减少碳水化合物的供给，碳水化合物约占总能量的 50%，限制脂肪的摄入，主要减少动物脂肪和含饱和脂肪酸高的油脂，但要保证必需脂酸的供给，膳食脂肪一般应占总能量的 20% 左右。

（4）矿物质和维生素充足

由于进食量减少，易出现矿物质和维生素的摄入不足，必要时可制剂补充。

（5）适当减少食盐摄入量

病人体重减轻后可能会出现水钠潴留，故应适当减少食盐的摄入量。

（三）高蛋白质膳食

高蛋白质膳食（high protein diet）是指蛋白质供给量高于正常的一种膳食。感染、创伤或其他原因引起机体蛋白质消耗增加，或机体处于康复期时蛋白质合成增加，需增加膳食蛋白质的供给量。为了使蛋白质更好地被机体利用，需要同时增加能量的摄入，以减少蛋白质的分解供能。

1.适用对象

①明显消瘦、营养不良、肾病综合征、手术前后、烧伤、创伤病人。

②慢性消耗性疾病病人，如结核病、恶性肿瘤、贫血、溃疡性结肠炎等疾病，或其他消化系统炎症的恢复期。

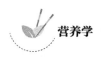

2.配膳原则

①高蛋白质膳食一般不需单独制备，可在原来膳食的基础上添加富含蛋白质的食物，如在午餐和晚餐中增加一个肉菜（如炒猪肝、炒牛肉），或者在正餐外加餐，碳水化合物宜适当增加，以保证蛋白质的充分利用。

②食物中应增加钙的供给量，高蛋白质膳食会增加尿钙的排出，长期摄入此类膳食，易出现负钙平衡。

③长期高蛋白质膳食，维生素A的需要量也随之增加，故应及时补充。维生素 B_1、生素 B_2 和烟酸与能量代谢关系密切，供给量应充足，贫血病人还应补充富含维生素C、维生素K、维生素 B_{12}、叶酸的食物。

④蛋白质摄入量的增加应循序渐进，还可与其他治疗膳食结合使用，如高能量高蛋白质膳食，防止负氮平衡。

（四）低蛋白质膳食

低蛋白质膳食（low protein diet）是指蛋白质含量较正常膳食低的膳食，其目的是减少体内氮代谢废物，减轻肝、肾负担。

1.适用对象

①急性肾炎、急（慢）性肾功能不全、慢性肾功能衰竭及尿毒症病人。

②肝昏迷或肝昏迷前期病人。

2.配膳原则

①每日蛋白质摄入量少于40g。选用优质蛋白质，如蛋、乳、肉类等，以保证必需氨基酸的供应，避免负氮平衡，根据病情随时调整蛋白质的供给量，病情好转后逐渐增加。

②能量供给充足。能节省蛋白质，减少机体组织的分解，可采用淀粉、马铃薯等以促进康复，这对生长发育期的患儿尤为重要。可用芋头等蛋白质含量低的食物代替部分主食，以减少植物性蛋白质的摄入。

③供给充足的蔬菜和水果以满足机体对矿物质和维生素的需要。矿物质的供给量应根据病情进行调整，如急性肾炎病人应限制钠的供给。低蛋白质膳食往往不易引起食欲，加之病人食欲普遍较差，更应注意烹调的色、香、味、形和食物的多样化，以促进食欲。

（五）限脂肪膳食

限脂肪膳食（fat restricted diet），又称低脂膳食或少油膳食，此类膳食需限制膳食中各种类型脂肪的摄入量。

1.适用对象

①Ⅰ型高脂蛋白血症者、急（慢）性胰腺炎、胆囊炎、胆石症等病人。

②脂肪消化吸收不良，如肠黏膜疾患、胃切除和短肠综合征等患者。

③肥胖患者。

2.配膳原则

应减少膳食中脂肪的含量。

根据我国实际情况，根据脂肪限量程度分三种。

①严格限制：膳食脂肪供能占总能量的10%以下，不论脂肪的来源如何，限制膳食中脂肪的总量每日不超过20g，必要时采用完全不含脂肪的纯碳水化合物膳食。

②中度限制：限制膳食中各种类型的脂肪，使之占总能量的20%以下，相当于成年人每日脂肪摄入总量不超过40g。

③轻度限制：限制膳食脂肪供能少于总能量的25%，相当于每日摄入脂肪总量在50g以下。

一般除脂肪外，其他营养素应力求平衡。可适当增加豆类、豆制品、新鲜蔬菜和水果的摄入量，脂肪泻易导致脂溶性维生素与矿物质的丢失，应注意在膳食中增加供给量，随病情好转，脂肪摄入量应逐渐递增。选择适宜的烹调方法，为了达到限制脂肪的膳食要求，除选择含脂肪少的食物外，还应减少烹调用油，禁用油煎、炸或爆炒食物，可选择蒸、煮、炖、煲、熬、烩、烘、烤等方法。

（六）低饱和脂肪、低胆固醇膳食

低饱和脂肪、低胆固醇膳食（low saturated fat and cholesterol diet）是限制饱和脂肪酸和胆固醇摄入量的膳食。目的是降低血清胆固醇、三酰甘油和低密度脂蛋白的水平，以减少动脉粥样硬化的危险性。

1.适用对象

高胆固醇血症、高三酰甘油血症、高脂蛋白血症、高血压、动脉粥样硬化、

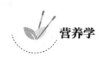
冠心病、肥胖症、胆石症等患者。

2.配膳原则

（1）控制总能量

应控制膳食总能量摄入，使达到或维持理想体重。但成年人每日能量供给量不应少于1000kcal，这是较长时间能坚持的最低水平，否则不利于健康。碳水化合物占总能量的60%～70%，并以复合碳水化合物为主，少用精制糖，以避免血脂尤其是三酰甘油水平的升高。

（2）限制脂肪摄入量和调整脂肪酸的构成

限制脂肪总量，使脂肪供能不超过总能量的20%～25%，成年人每日脂肪摄入量约40g，一般不超过50g。因饱和脂肪酸易引起血脂升高，增强血小板凝集和促进血栓形成，从多种途径促进动脉粥样硬化的形成，应减少摄入，使其低于膳食总能量的10%。

（3）限制膳食中胆固醇含量

每日胆固醇摄入量应控制在200mg以下。食物中的胆固醇全部来源于动物性食物，因此，在限制胆固醇时应注意保证优质蛋白质的供给，可选择植物性蛋白质（如大豆及其制品）代替部分动物性蛋白质。

（4）充足的维生素、矿物质和膳食纤维

适当选用粗粮、杂粮、新鲜蔬菜和水果，以满足维生素、矿物质和膳食纤维的供给量。可配给适量的脱脂乳和豆制品以供给足量的钙。因膳食中多不饱和脂肪酸增加，故应相应增加维生素C、胡萝卜素和硒等抗氧化营养素的供给。伴高血压的病人，食盐的用量应减少。

（七）限钠（盐）的膳食

限钠（盐）的膳食（sodium restricted diet）指限制膳食中钠的含量，以减轻由于水、电解质代谢紊乱而出现的水、钠潴留。钠是细胞外的主要阳离子，参与调节机体水、电解质平衡，酸碱平衡，渗透压和神经肌肉的兴奋性。肝、肾、心等病变或使用某些药物（如肾上腺皮质激素）会引起机体水、钠平衡失调，出现水、钠潴留或丢失过多。限钠摄入是纠正水、钠潴留的一项重要治疗措施。限钠主要是限制食盐、酱油及味精的摄入。每克食盐含钠393mg，故限钠实际上是以限制食盐为主。

临床上限钠膳食一般分为三种：①低盐膳食：每日烹调用盐限制在 2 ～ 4g 或酱油 10 ～ 20ml。忌用一切咸食，如咸蛋、咸肉、咸鱼、酱菜、面酱、腊肠等。②无盐膳食：全日供钠 1000mg 左右。烹调时不加食盐或酱油，可用糖醋等调味，忌用一切咸食。③低钠膳食：全日供钠不超过 500mg。除无盐膳食的要求外，还限制含钠高的食物，如油菜、芹菜等含钠 100mg/100g 以上的蔬菜及松花蛋、豆腐干等。

1.适用对象

肝硬化、腹水、心功能不全、肾脏疾病、高血压、水肿、先兆子痫、用肾上腺皮质激素治疗的患者等。

2.配膳原则

（1）根据病情变化及时调整钠供给量

如肝硬化腹水患者，开始时可用无盐或低钠膳食，然后逐渐改为低盐膳食，待腹水消失后，可恢复正常饮食。对有高血压或水肿的肾小球肾炎、肾病综合征、妊娠子痫的患者，使用利尿剂时用低盐膳食，不使用利尿剂而水肿严重者，用无盐或低钠膳食。不伴高血压或水肿及排尿钠增多者不宜限制钠摄入量。最好是根据 24 小时尿钠排出量、血钠和血压等指标确定是否需限钠及限钠程度。

（2）改进烹调方法

食盐是最重要的调味剂，限钠（盐）膳食味道较乏味，应改进烹调方式以提高患者食欲。采用番茄汁、芝麻酱、糖醋等调味，或用原汁蒸、炖以保持食物本身的鲜味。另外，对一些含钠高的食物，如芹菜、菜心、豆腐干等，可用水煮或浸泡去汤方法减少其含钠量，用酵母代替食用碱或发酵粉制作馒头也可减少其含钠量，这样节省下来的钠量可用食盐或酱油补充调味。烹调时还应注意色、香、味、形，尽量提高食欲。必要时可适当选用市售的低钠盐或无盐酱油，这类调味剂是以氯化钾代替氯化钠，故高血钾患者不宜使用。

（3）注意事项

对某些年纪大、贮钠能力迟缓的患者，心肌梗死的患者，回肠切除术后、黏液性水肿和重型甲状腺功能低下合并腹泻的患者，限钠应慎重，最好是根据血钠、血压和尿钠排出量等临床指标来确定是否限钠以及限制程度。

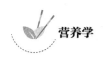

3.食物选择

（1）宜选食物

不加盐或酱油制作的谷类、畜肉、禽类、鱼类和豆类食品、乳类（低钠膳食不宜过多），蔬菜和水果（低钠膳食不宜用含钠量大于100mg/100g的蔬果）。

（2）少选或忌选食物

各种盐或酱油制作或腌渍的食品、盐制调味品。

（八）限单胺类膳食

单胺类物质（如胺、多巴胺、5-羟色胺）能使血管收缩、血压升高，在正常情况下，这类物质被肝脏内的单胺氧化酶（monoamine oxidase，MAO）分解后排出体外，不会引起血压的急剧升高。但因治疗需要服用抑制MAO的药物时，MAO活性明显下降，此时若摄入富含酪酸、多巴胺的食物，单胺类物质较易进入血液循环，使病人血管收缩血压升高，出现剧烈头痛、恶心、呕吐、心率过速甚至抽搐等高血压危象，严重者可出现致命的内出血（如脑溢血）。因此，必须食用限单胺类膳食。

1.适用对象

因治疗需要使用MAO抑制剂的病人。

2.配餐原则

体内的单胺氧化酶在停服抑制剂2周后才逐渐恢复活性。故病人在服药期及停药后的2周内均应避免摄入富含单胺类的食物，以免产生不良作用。食物经发酵或存放时间过长时易受微生物的作用，使食物蛋白质分解和氨基酸脱羧产生单胺类物质，如酪氨酸转化为酪胺，色氨酸转化为5-羟色胺。

3.食物选择

（1）适用食物

各种新鲜食物、非发酵食品、咖啡和茶等。

（2）忌（少）用食物

①加入碱或酵母制成的馒头、面包和其他面制品；②酒类，如啤酒、葡萄酒；③干奶酪及其制品；④用发酵法酿制的酱油、黄酱、面酱、豆瓣酱、豆豉、腐乳、臭豆腐；⑤盐腌、熏制的各种肉菜和海产品（如虾皮、虾米、咸鱼、鱼干

等）；⑥富含蛋白质的各种陈旧不新鲜食品如放置久的肉罐头、香肠。此外，香蕉、无花果、葡萄干、梅子、豆类等不宜多用。

（九）高纤维膳食

1.适用范围

高纤维膳食（high fiber diet）适用于单纯性（他缓性）便秘，肥胖症、高脂血症糖尿病等病人，也可用于误吞异物者。

2.配膳原则

多食茎、叶类蔬菜，以增加膳食纤维的摄入量（每日可达40g以上）。增加屎的体积和重量，刺激肠蠕动，增强排便能力单纯性便秘及误吞异物者可选用含粗纤维丰富的食物，如韭菜、芹菜、麸皮等以及产气多的根茎类蔬菜。烹调时适当增加植物油的用量，有利于排泄，保证每日饮水量（2500～3000ml或更多），膳食中可添加有润肠通便作用的食物，如蜂蜜芝麻、核桃、香蕉等。

（十）少渣膳食

少渣膳食亦称低纤维膳食（low fiber diet），是一种膳食纤维和结缔组织含量少，易于消化的膳食，目的是减少膳食纤维对胃肠道的刺激和梗阻，减慢肠动，减少便量。

1.适用对象

①消化道狭窄并有梗阻危险的病人，如食管或肠窄，食管或胃底静脉曲张。

②肠憩室病、急/慢性肠炎、痢疾，伤寒、肠道瘤、肠道手术前后，病病人等。

③全流质膳食之后，软食或普食之间的过渡膳食。

2.配膳原则

（1）限制膳食纤维的含量

尽量少用富含膳食纤维的食物，如蔬菜、水果，整粒豆，坚果；含结缔组织多的动物跟腱、老的肌肉，选用嫩的瘦肉部分；蔬菜选用嫩叶、花果部分。

（2）脂肪含量不宜过多

腹泻病人对脂肪的消化吸收能力减弱，易致脂肪泻，故应控制脂肪的摄入量。

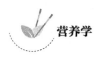

（3）烹调方法

将食物切碎煮烂，做成泥状，忌用油炸、油煎的烹调方法，禁用刺激性调味品。

（4）营养平衡，少量多餐

由于限制蔬菜和水果，易引起维生素和矿物质的缺乏，必要时可补充相应制剂。采取少量多餐的方式，既可以补充营养素，也可以减轻消化刺激。

（十一）低嘌呤膳食

嘌呤是体内参与组成遗传物质核酸的重要成分，有重要的生理功能。其在体内代谢的最终产物是尿酸，如果嘌呤代谢紊乱，会使血清中尿酸水平升高，或因肾脏排出量减少，引起高尿酸血症，严重时出现痛风症状，此类病人必须限制膳食中嘌呤的含量，以避免痛风症发生或减轻其症状。

1.适用对象

低嘌呤膳食（low purine diet）适用于痛风病人及无症状高尿酸血症者。

2.配膳原则

（1）限制外源性嘌呤的摄入，增加尿酸的排泄。选用嘌呤含量低于150mg/100g的食物。

（2）限制总能量摄入量，每日能量摄入量应较正常人减少10%～20%。肥胖症病人应逐渐递减，以免出现酮血症，促进尿酸的生成。

（3）适当限制蛋白质摄入量，每日蛋白质的摄入量为50～70g，并以含脂肪少的谷类、蔬菜类为主要来源，可用植物蛋白代替含嘌呤高的动物蛋白，或选用含核蛋白很少的乳类、鸡蛋等动物蛋白。

（4）限制胆固醇摄入量，痛风病人多伴有高脂血症和肥胖症，且脂肪可减少尿酸排泄，故应适量限制脂肪摄入量，同时减少烹调用油。

（5）合理供给碳水化合物，碳水化合物有抗生酮作用，并可增加尿酸的排出量。

（6）保证蔬菜和水果的摄入量，尿酸及尿酸盐在碱性环境中易被中和、溶解，B族维生素和维生素C也可以促进尿酸盐的溶解，因此，应多食用富含维生素的碱性食物，如蔬菜和水果。

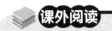课外阅读

常见体检值及意义

名称		英文	体检值	意义
血常规	血细胞计数	RBC	男 （4.0～5.5）×10^{12}/L 女 （3.5～5.0）×10^{12}/L	增高见于新生儿高山族，肺心病，先心病，休克 减少见于各种贫血，白血病，产后、手术后大量出血
	血红蛋白	Hb	男：120～160g/L 女：110～140g/L	小细胞贫血时 Hb 减少明显
	白细胞总数	WBC	成人 （4～10）×10^9/L 儿童 （11～12）×10^9/L	减少：某些病毒细菌如流感、再生障碍性贫血、脾亢 升高：白血病、癌症，坏死，中毒，急性感染
尿常规	尿量	RBC	1000～1600ml/d	>2500ml/24h，多见于尿崩症，糖尿病，精神性多尿，慢性肾盂肾炎，慢性肾炎，高血压肾病，急性肾炎多尿期 <400ml/24h 见于休克肾衰
	尿红细胞	RBC	<3个/高倍视野（女性标本避免月经期）	镜下血尿(RBC)>3个/高倍视野，内眼血尿（血液)>1ml/L(尿液)，血尿见于：急、慢性肾炎，肾结石，肾盂肾炎，肾结核，肾梗死，出血性肾病
	尿白细胞	WBC	<3个/高倍视野（女性标本应避免白带污染）	镜下腔尿（>5个/高倍镜）肾盂肾炎，膀胱炎，尿道炎，前列腺炎，肾结石，输尿管结石，膀胱结石，肾结核，膀胱结核，肾癌，膀胱癌，前列腺癌，急性肾炎
	尿糖		阳性	(1)病理性：糖尿病，甲亢，肢端肥大，嗜酸细胞瘤，慢性肾炎，肾病综合征 (2)生理性：(一过性)进食进量糖类物质，妊娠后期，哺乳期，精神激动 (3)假性糖尿，具有抗原性药物，如维生素C、阿司匹林等

续表

名称		英文	体检值	意义
血生化	血糖 口服糖耐量 试验	BS OGTT	空腹 3.9～6.1mmol/L >7.01mmol/L 增高 餐后2h <7.8mmol/L >11mmol/L 增高	病理性增高：糖尿病，甲状腺，脑垂体，肾上腺功能亢进 降低：怀孕，饥饿，胰岛细胞瘤，肾上腺，甲状腺脑垂体功能减退，肝病，胰岛素过量
	血生化 血清胆固醇	CH	2.8～6mmol/L	增高：动脉硬化，肾病综合征，胆总管阻塞，黏液水肿和糖尿病，其他如肥大性骨关节炎等 降低：见于甲状腺机体亢进，恶性贫血，溶血性贫血，感染及营养不良等
	血清甘油 三脂	TG	0.42～1.70mmol/L	增高：见于糖尿病，肾病综合征，糖原累积病和妊娠后期，先天性脂蛋白缺陷、脂肪肝等 降低：见于甲亢腺功能亢进，肾上腺皮质功能降低和肝功能严重低下等
	低密度脂 蛋白	LDL	1.9～3.8mmol/L	增高：可引起动脉内膜损伤和浸润细胞增生导致动脉内膜斑块形成
	高密度脂 蛋白	HDL	1.3～2.0mmol/L	HDL 被认为是一种抗动脉粥样硬化的脂蛋白，冠心病的保护因素。HDL-C 含量与动脉管腔狭窄程度呈显著的负相关

	名称	英文	体检值	意义
蛋白	总蛋白	TP	60～80g/L	总蛋白为蛋白及球蛋白的总和,故临床意义决定于蛋白的变化
	白蛋白	A	40～60g/L	增高:见于脱水及血液浓缩 降低:见于肝功能受损,肝硬化,肾病综合征,以及严重出血等
	球蛋白	G	20～40g/L	增高:见于慢性感染,胶原及网状内皮系统增生性疾病,部分见于恶性肿瘤 降低:于α球蛋白缺乏症
肾功能	尿素氮	BUN	2.7～7.14 mmol/L	增高:急慢性肾炎,肾衰,尿毒症,大量吐泻高热
	肌酐	Cr	47～132 μmol/L	临床意义与尿素氮相同
	尿酸	UA	142～416μmol/L	增高:痛风,核酸代谢增加,肾功能减退,妊娠反应,食用富含核酸食物等
肝功能	谷丙转氨酶 丙氨酸氨基转氨酶	GPT ALT	<40IU	增高:急性病毒性肝炎,慢性肝炎活动期,急性胰腺炎
	谷草转氨酶 天门冬氨酸	GOT AST	<40IU	增高:急性肝炎、肝硬化,肝癌,心梗,白血病
	血清总胆红素		总胆红素 0.4～1.4mg/dl 直接胆红素 0～0.3mg/dl 间接胆红素 1.1mg/dl	干细胞性黄疸,闭塞性黄疸、溶血性黄疸

第七章

Chapter 7

常见疾病的营养治疗

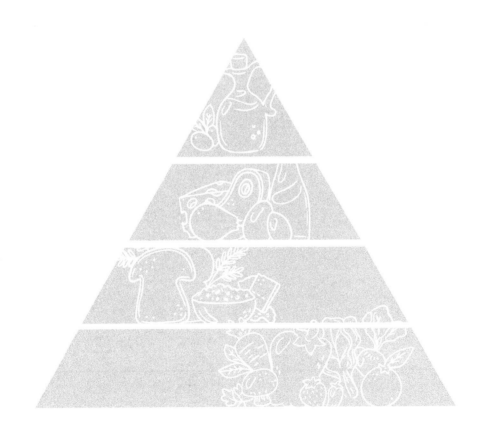

? 思考题

1.肥胖的营养治疗原则有哪些?

2.什么是GI值，低GI的食物有哪些?

3.痛风的发病机理是什么，营养治疗原则有哪些?

第一节　高脂血症

血脂是血液中的胆固醇、三酰甘油和磷脂的总称。高脂血症是指血脂水平过高，长期血脂异常可导致动脉粥样硬化，增加心脑血管病的发病率和死亡率。膳食营养、体力活动、烟酒嗜好、情绪变化等因素都会影响血脂水平。而通过合理膳食、适量运动，保持愉悦心情、作息规律、戒烟限酒，可以明显改善血脂异常状况。

一、膳食营养因素对血脂代谢的影响

（一）脂肪

过多的脂肪摄入，则体内合成过多的甘油三酯和胆固醇，引起高甘油三酯血症和高胆固醇血症。其代谢特点主要是脂代谢紊乱，体内的甘油三酯、胆固醇、磷脂和脂肪酸的代谢长期异常存在将会促使人体内的器官，如心脏、肝脏等发生器质性病变。血脂异常主要与脂质代谢紊乱有关，通过限制饮食中脂肪和胆固醇的摄入，同时选用降脂药物治疗，可使血胆固醇、甘油三酯、高密度脂蛋白、胆固醇等浓度恢复或接近正常。

1.甘油三酯代谢

外源性甘油三酯来自食物，经消化、吸收，合成为乳糜微粒的主要成分。内源性甘油三酯主要由小肠和肝合成，形成脂蛋白后进入血浆。

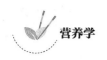

2.胆固醇代谢

外源性胆固醇来自食物，食物中的胆固醇约40%被小肠吸收。小肠腔内与磷脂、胆酸结合成微粒，经肠黏膜吸收后与长链脂肪酸结合形成胆固醇酯。胆固醇酯主要形成乳糜微粒和少量的极低密度脂蛋白，经淋巴系统进入体循环。内源性胆固醇在小肠黏膜和肝由乙酸合成而来，并以脂蛋白形式进入体循环。胆固醇去路有构成细胞膜，合成类固醇激素，转化成维生素D，不能被吸收的胆固醇转化为类固醇随粪便排出。

3.磷脂和游离脂肪酸代谢

血浆磷脂主要由肝、小肠黏膜合成，并对脂肪的吸收、运转、储存起重要作用。脂肪组织中的甘油三酯经脂肪分解可产生游离脂肪酸。

（二）能量

血脂异常和脂蛋白异常血症患者多数伴有体重超重或肥胖症，应注意能量限制。合并肥胖的患者，尤其是高甘油三酯血症合并肥胖者可通过限制能量，特别是限制高能量高糖食品的摄入，同时增加一定的运动量，以促进体脂分解，力争达到或接近理想体重。

（三）膳食纤维

膳食纤维是植物性食物中含有一些不能被人体消化分解的成分。其能促进肠道蠕动，缩短食物通过肠道的时间，增加胆固醇及其他代谢产物排出，减少体内胆固醇的含量，同时保持大便通畅。

二、营养治疗

血脂异常的治疗原则是限制总能量的摄入，控制体重；限制脂肪和胆固醇的摄入；保证优质蛋白的摄入；保证充足膳食纤维的摄入；保证摄入充足的维生素及矿物质。此外，还要注意体育锻炼，尤其是餐后运动。

（一）控制总能量摄入

能量摄入过多可导致肥胖，而肥胖又是动脉粥样硬化的重要危险因素，故应该控制总能量摄入，并适当增加运动，以促使体脂分解，增加能量的消耗，保持理想体重。尽量不吃能量密度高的食物。

（二）限制脂肪和胆固醇摄入

膳食中脂肪提供的热能应占总热能的25%以下，饱和脂肪酸摄入量应低于总热能的10%，适当增加单不饱和脂肪酸和多不饱和脂肪酸的摄入。如鱼类对心血管有保护作用，可适当多吃，少吃含胆固醇高的食物，如动物内脏等。胆固醇摄入量＜300mg/d。

（三）保证优质蛋白的摄入

蛋白质摄入应占总能量的15%，大豆蛋白有很好的降低血脂的作用，所以应提高大豆及大豆制品的摄入。

（四）保证充足的膳食纤维摄入

膳食纤维能明显降低血胆固醇，因此应多摄入含膳食纤维高的食物，如豆类、玉米、魔芋、蔬菜和菌藻类食物。这些食物含有丰富的膳食纤维，有助于胆固醇的排泄，并且含有大量的维生素和各种矿物质，有利于保护血管。

（五）保证摄入充足的维生素和矿物质

多种维生素以及微量元素具有改善心血管功能的作用，特别是维生素E和维生素C具有抗氧化作用，因此应多食用新鲜蔬菜和水果。膳食中的钾有降低血压的作用，高血压患者补充钾，具有降血压的效果。钙摄入不足可使血压升高，相反膳食中增加钙的摄入可引起血压降低。

三、食物选择

（一）宜用食物

各种粗粮，主食，可以选择玉米、高粱、马铃薯、地瓜等；畜禽瘦肉，选择鱼、虾、鸡蛋的蛋白等；蔬菜选择洋葱、大蒜、香菇、木耳、芹菜、芦笋、豆芽菜等。多食用酸奶、大葱、香菇、木耳、

高脂血症

山楂、绿豆、黄豆及其制品。

（二）忌用或少用食物

减少食用富含胆固醇食物，如蛋黄、奶油、动物脑、动物内脏、鱼子、蟹黄等以及富含饱和脂肪酸食物，如猪肉、油渣、肥肉、鸡油等。不宜吃甜食，不宜饮含糖饮料。

第二节　糖尿病

糖尿病（diabetes mellitus，DM）是一组多种病因导致的以慢性血葡萄糖水平升高为主要特征的代谢性疾病，由胰岛素分泌和（或）作用缺陷所引起，以糖耐量降低、血糖增高和尿糖出现为特点。近年来，随着经济高速发展，人们生活水平提高，生活节奏加快，社会老龄化及肥胖率上升，糖尿病发病率、患病率急剧上升。糖尿病是由遗传因素和环境因素共同参与引起的疾病。遗传因素在Ⅰ型糖尿病发病中起重要作用，环境因素主要有病毒感染、化学毒物及饮食因素。Ⅱ型糖尿病也是由遗传因素和环境因素共同作用导致的，其中环境因素主要包括能量、脂肪摄入过多、体力活动减少，此外，年龄增大、肥胖症等生理因素也与Ⅱ型糖尿病的发生密切相关。

一、糖尿病的膳食营养因素

（一）能量

能量过剩引起的肥胖是糖尿病的主要诱发因素之一。肥胖者由于饮食过量，血液中分泌的胰岛素增多，诱导反馈作用的发生，位于细胞表面的胰岛素受体减少，使得过量的胰岛素无法与受体结合发挥作用而滞留于血液中，血糖升高因而刺激胰腺产生更多的胰岛素，以促使血糖正常化，但当胰腺不堪长期负荷而衰竭时，则会出现胰岛素分泌不足而导致糖尿病。

（二）糖类

当一次进食大量糖类物质时，血清葡萄糖浓度迅速上升，胰岛素分泌增加，从而维持血糖浓度的相对平衡。当血糖水平长期处于较高状态时，机体则需要分泌大量的胰岛素以维持血糖的正常水平，由此加重了胰腺的负担，使胰腺因过度刺激而出现病理变化和功能障碍，导致胰岛素分泌的绝对或相对不足，最终出现糖尿病。

（三）脂肪

研究表明，高脂膳食容易诱发糖尿病。高脂膳食必然导致饱和脂肪酸和胆固醇的过量摄取，并容易引起肥胖，从而导致糖尿病慢性并发症的发生。

（四）维生素

糖尿病患者由于体内代谢过程的变化，容易造成维生素的缺乏，因此，充足的维生素的摄入有利于预防糖尿病并发症的发生。

（五）矿物质

镁能促进胰岛素的合成与分泌，改善胰岛素的敏感性；锌缺乏时，胰岛素合成减少，胰岛素抵抗性增加；低镁血症可引起胰岛素抵抗；锰的代谢异常也会影响葡萄糖耐受；三价铬的复合物在人体中被称为"葡萄糖耐量因子"，有利于改善糖耐量；糖尿病患者钙、磷代谢异常可诱发骨量减少和骨质疏松。

二、营养治疗

（一）控制能量摄入量

控制能量摄入量是糖尿病营养治疗的首要原则。能量摄入量以维持或略低于标准体重为宜。肥胖者体内脂肪细胞增多、增大，导致胰岛素的敏感性下降，故要酌情减少能量摄入。

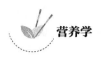

（二）控制碳水化合物摄入量

碳水化合物是能量的主要来源，适量的碳水化合物可以提高胰岛素的敏感性，改善糖耐量，并减少体内蛋白质和脂肪的分解，预防酮症。目前提倡的碳水化合物供给量占总能量的 50%～60%。摄入碳水化合物过多会使血糖升高，从而增加胰岛负担，若摄入不足，不利于控制病情。用粗粮代替精制粮，最好选择血糖指数（glycemie index，GI）较低的食物。血糖指数是指含有 50g 有价值的碳水化合物的食物与等量的葡萄糖相比，在一定时间内体内血糖应答水平的百分比值。血糖指数是衡量食物摄入后引起血糖反应的一项的指标。高 GI 食物进入胃肠道后消化快，吸收完全，葡萄糖迅速进入血液；低 GI 食物作用相反。

■ GI

■ GL

（三）限制脂肪和胆固醇

糖尿病患者应减少饱和脂肪酸的摄入，增加不饱和脂肪酸的摄入，以减少血管损伤。膳食脂肪占总能量的 20%～30% 为宜，其中饱和脂肪酸占总能量应少于 10%，胆固醇摄入少于 300mg/d。

（四）适量的蛋白质

糖尿病病人因体内糖原异生旺盛，蛋白质分解、代谢增加常呈负氮平衡，要注意适当增加蛋白质。肾功能正常的糖尿病病人遵循正常人的蛋白质适宜摄入量，糖尿病病人的蛋白质供给量为每天每公斤体重 1.0～1.5g，蛋白质日供能量占总能量的 15%～20%，总能量偏低者蛋白质比例应适当提高。膳食中应有较多的优质蛋白质，如肉、鱼、乳、蛋、豆制品等。

（五）充足的维生素

糖尿病患者因主食和水果摄入量受限制，且体内物质代谢相对旺盛，可产生大量自由基，若不及时清除则可积聚在组织，引起脂质过氧化，膜的流动性发生不可逆的改变，细胞膜的正常功能受损。人体中的维生素 C、维生素 E、β-胡萝卜素是清除自由基的重要物质，能阻断和防止自由基引发的氧化和过氧化反应，保护生物膜，还可参与调节清除自由基的超氧化物歧化酶、过氧化氢酶、谷胱甘肽酶等抗氧化酶活性。维生素E是强抗氧化剂，能抑制氧化应激，有助于糖尿病病情控制，并能预防和延缓糖尿病并发症的发生。B族维生素对糖代谢有重要作用，维生素B_6不足可伴发葡萄糖耐量下降，胰岛素和胰高血糖素分泌受损，维生素B_{12}缺乏与糖尿病的神经病变有关。

（六）适当的矿物质

研究显示，锌、镁、铬等矿物质与糖尿病的发生发展关系密切，血镁低的糖尿病患者容易并发视网膜病变；钙不足易并发骨质疏松；锌与胰岛素的分泌和活性有关，并帮助人体利用维生素A；三价铬是葡萄耐量因子的成分；锰可改善机体对葡萄糖的耐受性；锂能促进胰岛素的合成和分泌。因此，应保证矿物质的供给量以满足机体的需要，适当增加镁、钙、锌等元素的供给。但应控制钠盐摄入，以防止和减轻高血压、高脂血症、动脉硬化和肾功能不全等并发症。

（七）丰富的膳食纤维

水溶性膳食纤维能吸水膨胀，吸附并延缓碳水化合物在消化道的吸收，减弱餐后血糖的急剧升高，有助于患者的血糖控制；同时还具有降血脂作用。非水溶性膳食纤维能促进肠蠕动，加快食物通过肠道，减少吸收，具有间接地缓解餐后血糖、减肥、防止便秘的作用。

三、食物选择

（一）宜选食物

糖尿病患者宜选低血糖指数的食物，如粗加工谷类中的大麦、硬质小麦、通心面、黑米、荞麦、强化蛋白质面条、玉米面等；干豆类及其制品如绿豆、蚕豆、扁豆、四季豆等；乳类及其制品如牛奶、酸奶、奶粉等；薯类如甘薯、马铃薯、山药等；选择含糖量较低的蔬菜、水果如西红柿、黄瓜、李子、樱桃、猕猴桃、柚子等，具体应根据血糖水平酌情摄取适当的量。

（二）忌用或少用食物

不宜吃含单糖或双糖很高的食品，如白糖、红糖、麦芽糖、巧克力、水果糖、

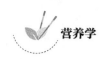
蜜饯、罐头、果汁、果酱、冰淇淋、甜饮料、甜饼干、甜面包及糖制糕点等食品。

表 7-1　糖尿病人一日食谱举例

餐次	食物和用量
早餐	牛奶 220ml，全麦面包 80g（全麦面粉 50g）
中餐	米饭（大米 90g），芹菜牛肉（芹菜 150g，牛肉 30g），鸡蛋菠菜汤（鸡蛋 55g，菠菜 100g），烹调用油 7ml
晚餐	荞麦米饭（大米 60g、荞麦 30g），肉丝白菜（白菜 150g，瘦猪肉 30g），鱼片木耳（草鱼 60g，黑木耳 10g），番茄（150g），烹调油 7ml

▓糖尿病

第三节　肥胖症

肥胖症（obesity）是指体内脂肪堆积过多和（或）分布异常，体重增加，环境因素、遗传因素等多种因素相互共同作用引起的慢性代谢性疾病。肥胖症发生的主要外因是饮食摄入过多而活动过少，能量摄入多于能量消耗，使脂肪合成增加。肥胖与超重用体质指数（BMI）表示，即体重与身高的平方之比（kg/m²），中国人肥胖标准中，BMI 在 18.5～23.9 为正常，24.0～27.9 为超重，≥28 为肥胖。肥胖是高血压、冠心病、Ⅱ型糖尿病的重要危险因素，急性冠心病事件的发生率随 BMI 的上升而增高，肥胖者缺血性脑卒中发病危险较非肥胖者高。肥胖还可以引起睡眠呼吸暂停综合征、高尿酸血症和痛风等。

一、相关营养素

（一）碳水化合物

肥胖症直接起因于长期的能量过多，与长时期较大量摄入高碳水化合物密切相关。过多的碳水化合物除少量以糖原的形式储存外，大多数最终变为脂肪。渐渐地体内脂肪堆积。同时，肥胖症的血浆胰岛素浓度多处于高水平，摄取过量的碳水化合物后，血浆胰岛素则继续升高，但在血糖恢复正常后，血浆胰岛素水平又恢复到较高基础水平。长时期的高碳水化合物摄入最终导致胰岛功能衰竭，出现糖代谢异常。肥胖症需长期控制能量的摄入和增加能量的消耗，才能纠正能量代谢的摄入超标。碳水化合物是主要能源物质之一，能维持机体器官的能量代谢，防止酮症的发生。肥胖症应保证膳食中碳水化合物的比值，碳水化合物的量过高或过低，都将影响机体的代谢。

（二）脂肪

脂肪细胞形成的能量贮存库具有弹性，以适应人体能量的平衡。肥胖症把过剩的能量以甘油三酯形式贮存于脂肪细胞中。其脂肪细胞体积增大，脂肪细胞的数目增多，脂肪组织的脂蛋白脂酶活性升高，促使甘油三酯进入细胞能力提高，从而脂肪合成加强。膳食脂肪具有很高的能量密度，易导致机体的能量摄入过多。

（三）蛋白质

限制膳食能量的供给，不仅会促使体脂消耗的增加，还会造成机体组织蛋白的丢失。为维持正常的氮平衡，必须保证膳食中有足够量的优质食物蛋白。尽管不是主要的供能营养素，但蛋白质摄入过多也会造成肥胖。

二、营养治疗

肥胖症营养治疗的总体原则为低能量、低脂肪、含复杂碳水化合物、适量优质蛋白质，增加新鲜蔬菜和水果在膳食中的比重。

（一）能量

肥胖是一种能量平衡失调的表现。应制定科学合理的能量供给标准，同时坚持适当的运动以增加其能量的消耗，从而减轻体重。目前常用的有低能膳食和极低能膳食。低能膳食是目前肥胖症病人常采用的饮食治疗方法，低能膳食一般设计女性摄入能量为1000kcal，男性为1200kcal，或比原来习惯摄入的能量少300～500kcal，膳食供能量必须低于人体的耗能量，且要逐渐降低，避免骤

然降至最低安全水平下。此外，应辅以适当的体力活动，增加消耗。极低能膳食是指能量总摄入低于每天 800kcal 的膳食。极低能膳食虽然其在短时间能明显减轻体重，但缺点也较多，如病人顺应性差，可引起机体蛋白质丧失、水电解质平衡紊乱等。对于未成年人、老年人、孕妇及哺乳期妇女不主张应用此减肥方法。

（二）蛋白质

限制病人膳食能量的供给，不仅可促使体脂消耗增加，还会造成人体组织蛋白的丢失。为维持正常的氮平衡，必须保证膳食中有足够量的优质蛋白质。适当注意选择一些富含优质蛋白质的食物。在能量负平衡时，摄入足够蛋白质可以减少人体肌肉等瘦组织中的蛋白质被动员作为能量而被消耗。采用低能量膳食的中度以上肥胖者，蛋白质供给应控制在总能量的 20%～30%，要保证优质蛋白的供给如瘦肉类、鱼类及禽类等，至少占 50%。

（三）脂肪

肥胖病人脂肪日供应量宜控制在总能量的 25% 以下。饮食中以控制肉、全脂乳等动物性脂肪为主，烹调油应控制在每天 10～20g，以植物油为主，以便提供脂溶性维生素和必需脂肪酸。烹调方法以蒸、煮、炖等为主，以减少油量。

（四）碳水化合物

肥胖症应保证膳食碳水化合物在总能量中应有的比例，供能宜占总能量的 45%～60%，对于重度肥胖症，短期内碳水化合物至少应占总能量的约 20%。尽量选择低血糖指数的食物，富含淀粉的谷类食物也富含膳食纤维，对降低血脂有一定好处，避免食用富含精制糖的食品。

（五）矿物质与维生素

低能量膳食时某些维生素和微量元素的摄入会减少，应量补充维生素 A、维生素 B、维生素 C 以及锌、铁、钙等微量营养素。肥胖症因多数合并有高血压、高脂血症或冠心病，故补充时应结合病人具体的病情，如高血压病人要注意钠盐的摄入量等。

（六）膳食纤维

膳食纤维，可以使胃的排空速度减缓，延缓胃中内容物进入小肠的速度，使人产生饱腹感，减少蛋白质、碳水化合物和脂肪三大产能营养素的摄入，从而起到控制体重，预防和治疗肥胖的作用。富含膳食纤维的食物有蔬菜、水果、豆类、谷类、薯类等，肥胖症病人应适当增加高膳食纤维食物的摄入。

（七）营养健康教育

采取综合措施预防和控制肥胖症，积极改变人们的生活方式，包括改变膳食模式、矫正引起过度进食、增加体力活动或改变活动不足的行为和习惯。在工作和休闲时间，有意识地多进行中低强度的体力活动。针对病人调查有关问题，有针对性的指导和教育，例如发生肥胖的起始年龄、家族遗传因素、不良的饮食习惯和生活习惯等。强调肥胖对健康的危害性，鼓励病人正确认识疾病，积极配合治疗。

三、食物的选择

（一）宜选食物

低血糖指数的谷类食物，如各种麦类食品，大豆类及其制品，低脂牛奶等，各类蔬菜与瓜果类，各类畜禽类瘦肉、鱼虾类。但应要限量选用。

（二）忌（少）用食物

严格限制零食，少选糖果、糕点和酒类，特别应限制低分子糖类食品如蔗糖、麦芽糖、蜜饯等及富含饱和脂肪酸的食物，如肥肉、猪油、牛油、鸡油、动物内脏等。

图 肥胖

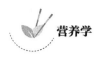
第四节　痛风

痛风（gout）是长期嘌呤代谢异常，血尿酸增高引起组织损伤的一组疾病。临床特点为高尿酸血症、急性关节炎反复发作、痛风结石、关节畸形、痛风性肾病。根据尿酸增高的原因，分为原发性痛风和继发性痛风。原发性痛风由先天性或特发性嘌呤代谢紊乱引起，继发性痛风由疾病、食物和药物引起。痛风的急性关节炎发作与血尿酸增高有关，而血尿酸浓度往往与进食嘌呤高的饮食有直接关系。

一、膳食营养相关因素

（一）糖类摄入过多

糖类摄入过多可导致能量摄入增多。能量摄入增多，可加速嘌呤代谢，导致血尿酸浓度升高。

（二）高脂肪饮食

高脂肪饮食除可增高血脂外，较多的脂肪分解还将使酮体生成过多，增加的酮体与尿酸之间竞争排泄而减少了尿酸从体内的排出，导致血尿酸的增高。

（三）蛋白质摄入过多

富含蛋白质的肉类、海产品同样富含嘌呤，蛋白质摄入过多可使核酸分解过多，嘌呤增加。

（四）水摄入不足

水可以促进体内其他营养素的吸收与平衡，增加血液循环，促进尿酸盐的溶解与排泄。

（五）维生素缺乏

B族维生素和维生素C能促使组织内淤积的尿酸盐溶解，预防痛风。

（六）饮酒

嗜酒是血清尿酸值升高的重要原因之一。酒精饮料中含有嘌呤，而饮酒时又常伴食富含嘌呤的食物，嘌呤在体内代谢后生成尿酸。不同种类酒的嘌呤含量一般为：陈年黄酒＞啤酒＞普通黄酒＞白酒。一次性大量地饮酒会使血清尿酸含量明显升高而诱导痛风发作；慢性少量饮酒也会刺激嘌呤合成增加，从而升高血清和尿液尿酸水平。

二、营养治疗

痛风的营养治疗是通过限制嘌呤食物，采用适当能量，限制脂肪和蛋白质饮食，供应充足水分及禁酒，减少外源性的核蛋白，降低血清尿酸水平并增加尿酸的排出，防止痛风的急性发作。

（一）降低膳食总能量

肥胖是痛风发病的因素之一，痛风病人大多伴有超重或肥胖症，因此应控制和减轻体重，要限制膳食总能量，每日的总能量摄入应低于标准的10%～15%。

（二）限制蛋白质的摄入

已发生痛风性肾病肾功能不全时应限制蛋白质摄入，以减轻肾脏的负担，避免发生急性肾衰竭。因鸡蛋和牛奶不含核蛋白，应该是痛风病人首选补充蛋白质的理想食物；酸奶因含较多的乳酸，对痛风病人不利，故不宜饮用；尽量少用或不用动物的内脏、肉类。

（三）限制脂肪的摄入

痛风多合并脂代谢异常，高脂肪饮食将会减少尿酸的排泄而导致血尿酸增高。在超重或肥胖症减重时，不应过快或过猛，应避免因体内脂肪分解后酮体生成过多与尿酸排泄相竞争，导致血尿酸增高而促发急性痛风发作。低脂肪饮食指每日的脂肪应限制在 40 ～ 50g，占总能量比的 25%。

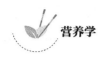

（四）碳水化合物为能量的主要来源

碳水化合物可以减少脂肪的分解，增加尿酸盐的排泄。故无论何时，都应保证主食的摄入量占总热量的55%～60%，可食用富含糖类的米饭、面条、馒头、面包等主食。倡导食用碱发的面食或放碱的粥类，其碱性物质可促进尿酸排泄，果糖能增加尿酸生成，因此少用或不用蜂蜜、蔗糖、甜菜糖等含果糖丰富的食物。

（五）多饮水

痛风病人宜多饮水，以利于尿酸的排出，防止尿酸盐的形成和沉积，延缓肾脏进行性损害，从而减轻症状与促进康复。痛风患者要多饮水，每日饮水量保持在2000～3000ml，每隔2h左右要喝水1次，不要待口渴时再喝，口渴表示体内已处于缺水状态，此时才饮水对促进尿酸排泄效果较差，鼓励睡前或夜间饮水。推荐饮用苏打水等碱性饮料，以碱化尿液，促使尿酸排泄。

（六）多吃新鲜蔬菜水果，全面补充维生素

蔬菜和水果含有丰富的维生素与矿物质，可促进体内的尿酸盐溶解和排出，预防结石形成。

（七）禁止饮酒

酒精代谢可使血中乳酸浓度升高，乳酸可竞争性抑制尿酸排泄，尤其是啤酒本身即含有大量嘌呤，可使血中尿酸浓度增高，故临床上常见一次性过量饮酒伴进食高嘌呤、高脂肪食物后导致痛风急性发作的病例。

（八）选择合理的烹调方法

合理的烹调方法可以减少食物中的嘌呤含量，如将肉类食物煮后弃汤再进行烹调。辣椒、胡椒、花椒、芥末、生姜等调料均能兴奋自主神经，诱导痛风急性发作，应尽量避免食用。

（九）规律饮食，坚持运动

一日三餐要定时定量，避免暴饮暴食。鼓励痛风患者每日坚持适量的运动，以微出汗为度，防止剧烈运动。保持理想体重，超重或肥胖者应该减轻体重。需注意的是，减轻体重应循序渐进，否则容易导致痛风急性发作。

三、食物选择

（一）选用低嘌呤食物

高嘌呤饮食可使血尿酸升高，甚至出现急性关节炎发作。痛风病人应根据病情不同，确定膳食中嘌呤的含量。急性期病人应严格限制嘌呤在150mg之内，可选择嘌呤含量低的食物，以免增加外源性嘌呤的摄入。缓解期应正常平衡膳食，禁用嘌呤含量高的食物，有限制地选择嘌呤中等量的食物，嘌呤含量低的食物自由摄取。严格限制嘌呤摄入，普通人群膳食摄入嘌呤为600～1000mg/d。在急性关节炎发作期，应忌用高嘌呤食物，嘌呤摄入量应控制在150mg/d以内，以乳类、蛋类、蔬菜、水果、细粮为主；在缓解期，可适量选用含中等量嘌呤的食物，如肉类，以不超过120g/d为宜，更不要在一餐中进食过多。不论在急性或是缓解期，均应避免食用含嘌呤高的食物，如动物内脏、沙丁鱼类、浓鸡汤及鱼汤等。不同食物的嘌呤含量分类见表7-2。

表7-2　不同食物的嘌呤含量

1. 低嘌呤食物，每100g食物中嘌呤含量小于50mg	（1）谷类、薯类：大米、米粉、小米、小麦、全麦面粉、面条、馒头、麦片，马铃薯等 （2）蔬菜类：白菜、卷心菜、芹菜、青菜叶、空心菜、黄瓜、苦瓜、冬瓜、南瓜、丝瓜、西葫芦、茄子、豆芽、青椒、萝卜、胡萝卜、洋葱、番茄、莴笋等 （3）水果类：橙、苹果、桃、哈密瓜、香蕉等 （4）各种鲜奶、乳、酸奶、炼乳等，以及各种蛋类 （5）其他：海参、虾皮、海藻、木耳、蜂蜜、枸杞、大枣、茶、咖啡、碳酸氢钠、可可、瓜子、杏仁、花生、核桃
2. 中等嘌呤食物，每100g食物中嘌呤含量为50～150mg	（1）植物类：米糠，麦麸、麦胚、绿豆、红豆、花豆、豌豆、菜豆、豆腐干、豆腐，青豆、豌豆、黑豆等 （2）畜禽肉类：猪肉、牛肉、羊肉、鸡肉、兔肉、鸭肉、鹅肉、鸽子肉等 （3）水产类：鳗鱼、草鱼、大比目鱼、龙虾蟹
3. 高嘌呤食物，每100g食物中含量为180～1000mg	猪肝、牛肝、牛肾、猪小肠、脑胰脏、沙丁鱼、凤尾鱼、小鱼干、浓鸡汤及肉、火锅汤、酵母粉等

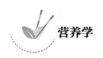

（二）忌酒

提倡戒酒，尤其是啤酒、黄酒、葡萄酒。喝酒时伴食的海鲜、禽肉类食品，会成倍地增加嘌呤的摄入量。

（三）合理的烹调方法

烹调肉类时，先用水焯一下弃汤后再行烹调，肉中的嘌呤可部分排出，降低了肉食中的嘌呤含量。应避免吃炖肉或卤肉。食物宜清淡，尽量避免应用辣椒、咖喱、胡椒、芥末、生姜等食品调料，以免兴奋自主神经而诱使痛风急性发作。

痛风

痛风性关节炎急性发作时的膳食举例见表7-3。

表7-3　痛风性关节炎急性发作时膳食举例

餐次	食物和用量
早餐	牛奶200ml，白面包1个（面粉50g）、鸡蛋一个、苹果150g
午餐	炒鸡蛋（鸡蛋1个，西红柿200g），拌黄瓜200g，米饭（米100g）、酸奶120g
加餐	柑橘1个
晚餐	白菜150g、熟鸡肉30g（弃鸡汤）、煮面条100g
全天饮水（茶水或白开水）2000～3000ml	

第五节　骨质疏松症

骨质疏松症（osteoporosis，OP）是一种以骨量降低和骨组织微结构破坏为特征，骨脆性增加，易于骨折的代谢性疾病。本病各年龄阶段均可发病，但常见于老年人和绝经后妇女。随着世界人口老龄化趋势，老年人口逐渐增加，OP发病率逐渐上升。

一、相关营养素

（一）蛋白质

蛋白质是骨骼构成必不可少的营养素，如果长期缺乏蛋白质将导致血浆蛋白降低，骨基质蛋白合成不足将会影响新骨的形成，容易出现骨质疏松。蛋白质的摄入量及蛋白质的氨基酸组成与钙的吸收均有一定的相关性。

（二）钙

钙是人体内含量最多的元素，其在成年人体内含量达 1000 ～ 1500g，约占体重的 1.5%～2.5%。人体的生长发育也就是人体钙的不断补充、积蓄、代谢的过程。钙的补充主要从食物中摄入，钙的摄入量与骨的生长发育密切相关，尤其是儿童、青少年钙的足量摄入可获得理想的骨峰值，减少发生骨质疏松的危险度。

（三）磷

磷在人体骨和牙的发育中与钙同样重要，人体内约 85% 的磷存在于骨骼和牙齿中。人体磷与钙的比例是恒定且相互制约的。平时能做好平衡膳食一般体内不会出现缺磷。

（四）维生素 D

维生素 D 可使人类钙吸收更好、更完全。人类维生素 D 来源有两种，膳食摄入是最基本的。维生素 D 在鱼类、肝脏及蛋黄中含量较丰富；其次，人体皮肤中的脱氢胆固醇经日光中紫外线照射也可转化成维生素 D。

二、营养治疗

骨质疏松症主要的病人为中老年人，严重影响着中老年人的健康和生活质量。从营养角度来看，预防骨质疏松症应重点放在建立和保持骨质峰值、延缓绝经期妇女和老年人随年龄增加而出现的骨质丢失的速率上。因此，科学合理地调节各种营养因子可以有效地减少骨质的流失，应合理地平衡膳食，合理地

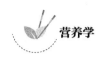

补充钙质。营养治疗的目的是在合理能量和蛋白质供给的基础上，通过膳食补充钙、磷、维生素D等，预防和治疗骨质疏松症。

（一）蛋白质

骨基质主要是由胶原蛋白构成，蛋白质是合成骨基质的原料。适量的蛋白质可增加钙质的吸收与储存，利于骨骼生长及延缓骨质疏松的发生。但过量蛋白可引起尿钙排出增多而不利于骨质形成。

不同人群蛋白质推荐摄入量有所不同，一般占总能量的10%～15%，成年男、女轻体力劳动时蛋白质的推荐摄入量分别为每天75g和每天65g；中体力活动时分别为每天80g和每天70g，重体力活动时分别为每天90g和每天80g。儿童、孕妇、乳母适当增加。

（二）钙

钙是人体用于维持人体骨骼的物理强度最主要的成分，人体需要不断补充钙，以减少骨骼中钙的动员，否则骨中钙丢失的增加易引起骨量减少，从而导致骨折。我国营养学会制定成人每日钙摄入推荐量800mg。如果饮食中钙供给不足时可选用钙剂补充，绝经后妇女和老年人每日钙摄入推荐量为1000mg。骨质疏松病人应多选用含钙丰富的食物，如乳制品、海产品等。

（三）维生素D

维生素D缺乏或代谢异常，会降低肠道对钙的吸收。维生素D缺乏也会引起继发性甲状旁腺功能亢进，促进甲状旁腺素分泌，增强骨吸收，从而导致骨质疏松。女性随更年期进展，体内维生素减少，故肠对钙吸收减少，导致骨量减少。进入更年期后，人体绝对骨体积总量减少，导致骨质疏松和骨强度降低。

维生素D在鱼类、动物肝脏及蛋黄中含量较丰富，要注意平时的摄入补充。人体皮肤中的脱氢胆固醇经日光中紫外线照射也可转化成维生素D，应鼓励病人多晒太阳，预防骨质疏松应重视日光照射，主动接受阳光。

（四）维生素C

维生素C可促进成骨细胞生长，增强机体对钙的吸收能力。维生素C是胶原蛋白、羟脯氨酸、羟赖氨酸合成必需的辅助因子。因此，维生素C有助于加强骨质量和预防骨折，在膳食中应选择含维生素C丰富的食物。

（五）植物雌激素

雌激素对骨质疏松高危人群可起到很好的预防作用，但口服雌激素有一定的不良反应。已明确大豆异黄酮不仅具有增加骨密度的作用，对维持骨的柔韧性也具有一定作用，可避免或减少骨折的发生。因此，中老年女性应经常选择该类食物，可通过食物摄入补充植物雌激素。

三、食物选择

预防骨质疏松，宜选如鱼、虾、蟹、虾皮、牛奶及其乳制品等富含钙的食物，如沙丁鱼、青鱼、牛奶等富含维生素D的食物，如酸枣、樱桃等含维生素C多的食物，如牛奶、蛋类、桃等富含蛋白质的食物，大豆及豆制品等富含植物激素的食物。

第六节　癌症的营养治疗

恶性肿瘤（malignant tumor）是机体在多种内在与外在致瘤因素的作用下，细胞异常增生而形成的新生物。肿瘤的发生是多因素参与的、多阶段的病理过程。肿瘤发生相关的危险因素主要包括外部环境因素和机体内在因素两大类。外部环境因素又包括化学因素、物理因素、生物因素和生活方式等。机体内在因素包括遗传因素、免疫因素、营养因素和激素水平等。

WHO调查结果显示，饮食习惯不合理、过量饮酒、吸烟、肥胖、缺乏体育锻炼、不安全性行为、空气污染等生活方式与癌症发生密切相关。其中高脂肪、高蛋白和低膳食纤维的饮食习惯是大肠癌、胃癌等肿瘤的高危因素；过量饮酒可能引发的相关肿瘤有肝癌、口腔癌、食管癌等；子宫内膜癌、绝经后乳腺癌、结直肠癌等与肥胖有关。

流行病学调查发现，营养不良是引发肿瘤的危险因素之一，这与营养状况差所导致的产能营养素、维生素和微量元素缺乏有关。目前认为维生素A可防止上皮组织癌变，其摄入量与肿瘤的发生呈负相关；维生素D具有一定的抗肿瘤作用，维生素C和维生素E可抑制胃内亚硝酸胺化合物的形成。微量元素铁、锌的缺乏和食管癌的发生相关；硒的摄入量和土壤含量与多种肿瘤的死亡率呈负相关。一些流行病学资料证实，适当的补充某些维生素或微量元素会降低一些肿瘤的发病率。恶性肿瘤病人存在一系列代谢紊乱，需要系统营养支持作为保证，以改善病人的营养状态，提高机体抗氧化能力和免疫功能。但具体营养治疗方案应根据病人病情、治疗方式、机体的营养状况和食欲随时调整。适宜营养治疗对于恶性肿瘤病人的治疗和康复有着至关重要的意义。

一、膳食因素与癌症

（一）能量的摄入

当人摄入的热量降低时，患癌率降低。当热量摄入增高时，其癌症发病率也随之相应升高；三大产能营养素碳水化合物、脂肪和蛋白质摄入的增加都会提高癌症的发率。过度肥胖是某些癌症（如结肠癌、乳腺癌、子宫内膜癌、胰腺癌、肾癌及食管癌）的风险因素。肥胖对癌症发展的影响取决于发病部位和其他因素。以绝经女性的乳腺癌为例，对体重正常的女性，血中雌激素随着停经的开始显著降低。在过度肥胖的女性中，长期接触过多雌激素使得患乳腺癌的风险增加。

（二）高蛋白质膳食

高蛋白质饮食与乳腺、子宫内膜、前列腺、结肠等部位的肿瘤有关。多喝奶或豆浆等优质蛋白质，能减少胃内亚硝胺的合成。

（三）高糖饮食

糖是癌细胞的能源，食糖过多，可削弱人体内白细胞抵御疾病攻击的能力，使人体免疫功能减弱。尤其是精制糖，不但缺乏维生素和矿物质，而且消耗体内矿物质和B族维生素。

（四）体育活动

经常有规律地进行大量运动的体育活动的人往往不易患结肠癌和乳腺癌。体育活动可预防癌症，一方面是因为它帮助保持健康体重，另一方面是体育活动可以改变激素水平和免疫功能。

（五）高盐膳食

食盐摄入量增加，食管癌、胃癌、膀胱癌的发病率就会增加，高盐膳食是胃癌的重要原因。

（六）饮酒

头部和颈部的癌症与酒精和烟草的混合使用，以及对绿色、黄色蔬菜、水果摄入不足密切相关。酒精能增加鼻咽癌、食管癌、胃癌、腺癌、结肠癌、直肠癌、肝癌风险，而酗酒常损害肝，易得肝癌。

（七）其他因素

食用霉变食物可导致肝癌，花生、稻、薯类、豆类、肉类等储存不当时，最易受到黄曲霉素的污染诱发肝癌。亚硝胺化合物是强烈的化学致癌物质，熏腊制品、腌菜、泡菜、烟草、酒精等都含有程度不等的亚硝胺。

与癌症有关的饮食因素见表7-4。

表7-4 与癌症有关的饮食因素

癌症部位	风险因素	保护性因素
乳腺（绝经后）	饮酒、体脂、成年人的身高、腹部肥胖、哺乳期、体育锻炼	
乳腺（绝经期）	饮酒、成年人的身高、出生体重较大、哺乳期、体脂的健康程度	
结肠和直肠	红肉、加工肉、饮酒、体脂、腹部肥胖	体育锻炼，含有膳食纤维、大蒜、牛奶和钙的食物
子宫内膜	体脂、腹部肥胖	体育锻炼

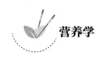

续表

癌症部位	风险因素	保护性因素
食管	饮酒、体脂	非淀粉类蔬菜、水果、含有 β - 胡萝卜素的食物、含有维生素 C 的食物
胆囊	体脂	
肾	体脂	
肝	黄曲霉素、饮酒	
肺	饮用水中的砷、含 β - 胡萝卜素的补品	水果、含有类胡萝卜素的食物
口、咽、喉	饮酒	非淀粉类蔬菜、水果、含有类胡萝卜素的食物
鼻咽	广式咸鱼等	
卵巢	成年人身高	
胰	体脂、腹部肥胖、成年人身高	含有叶酸的食物
前列腺	高钙饮食	含番茄红素的食物、含硒食物、硒
皮肤	饮用水中的砷	
胃	盐、咸的和腌制的食品	非淀粉类蔬菜、葱蒜类蔬菜、水果

二、营养治疗

（一）维持适宜体重

控制膳食总能量的摄入，保持适宜体重，避免体重过重或过轻。

（二）注意维生素的摄入

与肿瘤关系密切的维生素主包括维生素 A、维生素 C 及维生素 E。维生素 A 能维持上皮组织细胞的正常形态，增强对疾病的抵抗力，能阻止、延缓或使癌变消退，抑制肿瘤细胞的生长和分化。要多吃一些富含维生素 A、维生素 B、维生素 C、维生素 E 及叶酸、胡萝卜素的食物。

（三）补充微量元素

矿物质中硒、钼、碘等有抗癌作用。富含硒的食品有蘑菇、大蒜、洋葱、小米、玉米等；富含钼的食物有黄豆、扁豆、萝卜、卷心菜、菜花等；富含碘的食物有海带、紫菜、海蜇等。

（四）注意优质蛋白质的摄入

多食用一些牛奶、鸡蛋、瘦肉、鲜鱼、家禽类、豆制品等富含优质蛋白质的食品，以增强体力和免疫功能。

（五）多食富含膳食纤维的食物

膳食纤维能增加粪便容量，促肠蠕动，缩短致癌物质在肠腔内的停留时间；膳食纤维有较强的吸水性，可吸收有害有毒及致癌物质，而减少肠癌的发生。因此食物不宜过于精细，应粗细搭配，多吃蔬菜。

（六）养成良好的饮食习惯

食物要多品种搭配，主食以谷类为主，粗细搭配；副食以素食为主，荤素搭配；不偏食、不挑食，不吃同一种食物；不暴饮暴食，不过饥过饱；食物宜现做现吃，多吃新鲜食品，少吃贮过久的食品；不要常吃夜宵，夜宵食物长时间地停留在胃内，可促进胃液的大量分泌，刺激胃黏膜，致使胃的抵抗力减弱，而诱发胃癌。

（七）忌烟限酒多喝水

吸烟可致癌，如果饮酒的同时吸烟，则对口腔癌、食管癌和上呼吸道癌有协同致癌作用。大量饮酒有可能导致喉癌、食癌、胃癌、乳腺癌、肝癌的发生，尤其是大量饮高度酒、酗酒，更易引发癌症。每天饮水 8 杯，除饮白开水和喝茶外，还可以饮用汤和果汁等。

（八）少吃或不吃可能引起癌症的食品

为避免癌症的发生应少吃或不吃以下食物：①动物性脂肪、油炸食品，含油脂多的高脂食品；②精米、精面等低纤维食物；③烧烤烟熏食品，煎炸焦煳的食品，腌制食品；④含有添加剂和腐剂的食品；⑤污染不洁、发霉、腐烂、变质的

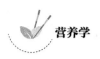

食品。

降低患癌症风险的建议如表 7-5 所示。

表 7-5　降低患癌症风险的建议

体脂	尽可能地保持苗条，但不要过轻 将体重维持在健康范围内 整个成年期要避免体重和腰围增加 对于那些目前超重或肥胖者，要尽量减轻体重
体育锻炼	将体育锻炼作为每天生活的一部分 每周至少进行 150 分钟适度的体育锻炼 减少久坐的时间
可能增重的食物和饮料	限制消费能量密度高的食物和加糖饮料 避免饮用加糖饮料 尽量少吃快餐食品
植物性食品	尽可能吃原始植物食品 每日吃定量的非淀粉类食物和水果 每餐吃未加工的谷物和（或）豆类 限制精制淀粉类食物
动物性食物	限制红肉摄入量和尽量不吃加工的肉类
饮酒	限制饮酒 如果要喝酒，限制饮酒量，男性每天 2 杯，而女性每天 1 杯
保存、加工、制备	限制盐的摄入，以及避免食用发霉的谷类或豆类 尽量不吃用盐保存的和腌制的食物，或咸的食物 限制加盐食物的摄入，确保一天盐的摄入量小于 6g 将发霉的谷物和豆类扔掉
膳食补品	通过饮食满足营养素需要 不建议用膳食补品预防癌症

课外阅读

一、高血压的营养建议

1. 寻求能量平衡，维持理想体重。

2. 清淡饮食、盐与血压呈正比、食用高钾低钠盐。

3. 人均每天需要摄入钙1200mg。

4. 保证奶类及制品摄入。

5. 饮食用油要加以选择，动物肉要少吃。

6. 保证四两水果，半斤以上蔬菜，每日维生素C大于100mg，膳食纤维30g左右。

高血压低盐低脂食谱

餐　次	食物和用量
早　餐	低脂牛奶250ml，小米粥（小米30g），麸皮面包50g
午　餐	米饭（大米125g），清蒸鲈鱼150g，木耳青菜（木耳5g，青菜100g），蒜泥拌海带丝（大蒜头10g，海带丝100g），香蕉100g，盐少许（1～2g）
晚　餐	米饭（大米125g），肉末豆腐（瘦猪肉50g，豆腐150g），拌黄瓜100g，番茄冬瓜汤（番茄50g，冬瓜100g），全日烹调用玉米油20ml，盐少许（1～2g）

二、缺铁性贫血的营养建议

1. 多选含铁高易吸收食物，例如畜禽水产类的肌肉、内脏、血。

2. 高蛋白可促进铁吸收，按1.5g/d供给。

3. 维生素C促进铁吸收，多吃新鲜果蔬。

4. 平衡膳食，建议铁锅炒菜。

5. 避免营养铁吸收因素（含植酸、草酸等食物）

高蛋白高铁食谱

餐　次	食物种类
早　餐	稀饭、馒头、鸡蛋、肉松、苹果
午　餐	米饭、西红柿炖牛肉、芹菜肉丝、醋熘白菜
加　点	红枣、红豆汤
晚　餐	米饭、葱烧鲫鱼、炝黄瓜

营养学

三、脂肪肝膳食营养建议

1. 适量能量：30kcal（kg/d）为宜，肥胖超重者按 20～25kcal（kg/d）供给。

2. 增加蛋白质：蛋白质为 1.5～1.8g/（kg/d），控制碳水化合物的摄入。

3. 适量脂肪：总量控制在 40～50g，避免高胆固醇的食物摄入。

4. 补充维生素和矿物质：补充维生素 A、维生素 D、维生素 E、维生素 K、维生素 C 和 B 族维生素，补充矿物质和膳食纤维，特别是钾、锌、镁等。

5. 控盐：6<g/d，戒酒、多饮茶。

脂肪肝低脂肪高蛋白高纤维饮食食谱举例

餐 次	食物和用量
早 餐	淡豆浆（豆浆 200ml），香菇蔬菜包（香菇 30g、青菜 50g、面粉 50g），酱汁黄豆（黄豆 30g），蒜泥拌黄瓜（黄瓜 100g）
午 餐	大米饭（大米 100g），桂花鸭（鸭 150g），番茄烩豆腐（番茄 100g、豆腐 100g），虾皮萝卜丝汤（虾皮少许、萝卜丝 50g）
加 点	水果 500g
晚 餐	大米饭（大米 100g），莴笋炒肉片（莴笋 100g、瘦肉 50g），清蒸鲈鱼

四、便秘的营养建议

1. 多吃富含膳食纤维的食物刺激肠道。

2. 多吃富含 B 族维生素的食物促进消化液分泌。

3. 多饮水。

高纤维食谱举例

餐 次	食物种类
早 餐	豆粥、煎鸡蛋、凉拌菜
加 点	酸奶、饼干
午 餐	玉米粒饭、胡萝卜、牛肉丝、菠菜汤
加 点	凉粉冻
晚 餐	米饭、酱肉丝、青菜豆腐汤
加 点	红枣银耳汤

附　表

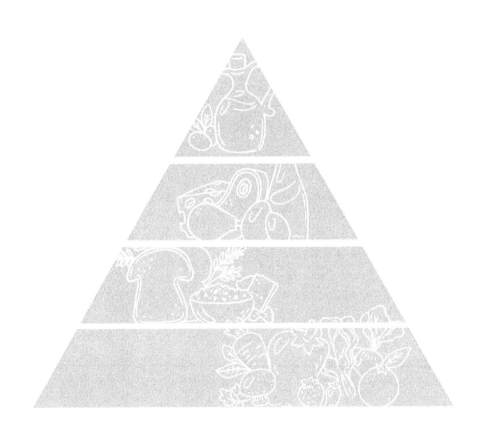

附表1 中国居民膳食营养素参考摄入量（DRIs）——能量及宏量营养素

年龄／岁	能量 RNI(kcal/d)		蛋白质 RNI（g/d）		脂肪（脂肪能量占总能量的百分比，%RNI	碳水化合物（碳水化合物占总能量的百分比，%RNI
	男	女	男	女	45～50	建议除 2 岁以下的婴儿外（<2 岁），碳水化合物应提供膳食总能量的 55%～65%
0～	95kcal/(kg.d)		1.53g/(kg.d)		35～40	—
0.5～	95kcal/(kg.d)		1.53g/(kg.d)		35～40	—
1～	1100	1050	35	35	35～40	—
2～	1200	1150	40	40	30～35	—
3～	1350	1300	45	45	30～35	—
4～	1450	1400	50	50	30～35	—
5～	1600	1500	55	55	30～35	—
6～	1700	1600	55	55	30～35	—
7～	1800	1700	60	60	25～30	—
8～	1900	1800	65	65	25～30	—
9～	2000	1900	65	65	25～30	—
10～	2100	2000	70	65	25～30	—
11～	2400	2200	75	75	25～30	—
14～	2900	2400	85	80	25～30	—
18～ 轻体力活动 中体力活动 重体力活动	2400 2700 3200	2100 2300 2700	75 80 90	65 70 80	20～30	—
孕妇 早期 中期 晚期	+200		+5 +15 +20		20～30	—
乳母	+500		+20		—	—
50～ 轻体力活动 中体力活动 重体力活动	2300 2600 3100	1900 2000 2200	75 80 90	65 70 80	20～30	—

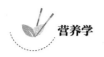

续表

年龄／岁	能量 RNI(kcal/d)		蛋白质 RNI（g/d）	脂肪（脂肪能量占总能量的百分比，%RNI）	碳水化合物（碳水化合物占总能量的百分比，%RNI）
60～ 轻体力活动 中体力活动	1900 2200	1800 2000	75　65	20～30	－
70～ 轻体力活动 中体力活动	1900 2100	1700 1900	75　65	20～30	－
80～	1900	1700	75　65	20～30	－

注：1.RNI：推荐摄入量　2.AI：适宜摄入量　3.RNI：推荐摄入量
4.UL：可耐受最高摄入量　5.mg/d：毫克／天　μg/d：微克／天　kcal/d：千卡／天

附表2　中国居民膳食营养素参考摄入量（DRIs）——常量元素

（单位：mg/d）

年龄／岁	钙		磷		钾	钠	氟	镁	
	AI	UL	AI	UL	AI	AI	AI	AJ	UL
0～	300	－	150	－	500	200	400	30	－
0.5～	400	－	300	－	700	500	800	70	－
1～	600	2000	450	3000	1000	650	1000	100	200
4～	800	2000	500	3000	1500	900	1600	150	300
7～	800	2000	700	3000	1500	1000	2200	250	500
11～	1000	2000	1000	3500	1500	1200	2400	350	700
14～	1000	2000	1000	3500	2000	1800	2800	350	700
18～	800	2000	700	3500	2000	2200	3400	350	700
50～	1000	2000	700	－	－	－	－	－	－
60～	－	－	－	－	－	－	－	－	－
孕妇 （中期） （晚期）	1000 1200	2000 2000	700	3000	2500	2200	－	+100	700
乳母	1200	2000	700	3500	2500	2200	－	+100	700

附表3　中国居民膳食营养素参考摄入量（DRIs）——微量元素

年龄/岁	铁/(mg/d)		碘/(μg/d)		锌/(mg/d)		硒/(mg/d)			铜/(mg/d)		氟/(mg/d)		铬/(μg/d)		钼/(μg/d)	
0～	0.3	10	50	—	1.45	—	15	—	55	0.4	—	0.1	0.4	10	—	—	—
0.5～	10	30	50	—	8.0	13	20	—	80	0.6	—	0.4	0.8	15	—	—	—
1～	12	30	50	—	9.0	23	—	20	120	0.8	1.5	0.6	1.2	20	200	15	80
4～	12	30	90	—	12.0	23	—	25	180	1.0	2.0	0.8	1.6	30	300	20	110
7～	12	30	90	800	13.5	28	—	35	240	1.2	3.5	1.0	2.0	30	300	30	160
11～12 男	16	50	120	800	18	37	—	45	300	1.8	5.0	1.2	2.4	40	400	50	280
女	18				15	34											
14～ 男	20	50	150	800	19	42	—	50	360	2.0	7.0	1.4	2.8	40	400	—	—
女	25	50			19.5	35											
18～ 男	15	50	150	1000	15.5	45	—	50	400	2.0	8.0	1.5	3.0	50	500	60	350
女	20				11.5	35											
50～	15	50	—	—	—	—	—	—	—	—	—	—	—	50	500	—	—
孕妇 早期 中期 晚期	25 35	60 60	200	1000	11.5 +5 +5	35	—	50	400	—	—	—	—	—	—	—	—
乳母	25	50	1000	1000	+10	35	—	65	400	—	—	—	—	—	—	—	—

营养学

附表4 中国居民膳食营养素参考摄入量（DRIS）——维生素1

年龄/岁	维生素A/（μgRAE/d）		维生素D/（ug/d）		维生素E/（mgα-TE/d）		维生素K/（mg/d）	维生素B₁/（mg/d）		维生素B₂/（mg/d）	维生素B₆/（mg/d）
	RNI	UL	RNI	UL	AI	UL	AI	RNI	UL	RNI	AI
0～	400		10		3	200		0.2 AI	－	0.4 AI	0.1
0.5～	400		10		3	200		0.3 AI	－	0.5 AI	0.3
1～	500	2000	10	20	4	200	2μg/(kg.d)	0.6	50	0.6	0.5
4～	600		10		5	300		0.7	50	0.7	0.6
7～	700		10		7	300		0.9	50	1.0	0.7
11～12	700		5		10	600		1.2	50	1.2	0.9
14～ 男 女	800 700	－	5	20	13.3 11.8	800	－	1.5 1.2	50	1.5 1.2	1.1
18～ 男 女	800 700	3000	5	20	14	800	－	1.4 1.3	50	1.5 1.2	1.2
50～ 男 女	800 700	－	10	－	14	－	－	－	－	－	1.5
60～ 男 女	800 700	－	10 10	－	－	－	－	－	－	－	－
孕妇 早期 中期 晚期	800 900 900	2400	10	－	14	－	－	1.5	－	1.7	1.9
乳母	1200	－	10	－	14	－	－	－	－	1.7	1.9

附表5　中国居民膳食营养素参考摄入量（DRIS）——维生素2

年龄/岁	维生素B$_{12}$/（μg/d）AI	维生素C/（mg/d） RNI	UL	泛酸/（mg/d）AI	叶酸/（μgDFE/d） RNI	UL	烟酸/（mgNE/d） RNI	UL	胆碱/（mg/d） AI	UL	生物素/（mg/d）AI
0 ～	0.4	40	400	1.7	65（AI）		2(AI)		100	600	5
0.5 ～	0.5	50	500	1.8	80(AI)		3(AI)		150	800	6
1 ～	0.9	60	600	2.0	150	300	6	10	200	1000	8
4 ～	1.2	70	700	3.0	200	400	7	15	250	1500	12
7 ～	1.2	80	800	4.0	200	400	9	20	300	2000	16
11 ～	1.8	90	900	5.0	300	600	12	30	350	2500	20
14 ～ 男 女	2.4	100	1000	5.0	400	800	15 12	30	450	3000	25
18 ～ 男 女	2.4	<100	1000	5.0	400	1000	14 13	35	450	3500	30
孕妇 早期 中期 晚期	2.6	130 130	1000	不分期 6.0	600	1000	15		500	3500	不分期 30
乳母	2.8	130	1000	7.0	500	1000	18		500	3500	35

附表6　中国儿童体质指数（BMI）——年龄诊断标准

年龄/岁	超　重 男	女	肥　胖 男	女
7	17.4	17.2	19.2	18.9
8	18.1	18.1	20.3	19.9
9	18.9	19.0	21.4	21.0
10	19.6	20.0	22.5	22.1
11	20.3	21.1	23.6	23.3
12	21.0	21.9	24.7	24.5
13	21.9	22.6	25.7	25.6

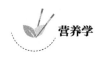

续表

年龄/岁	超　重		肥　胖	
	男	女	男	女
14	22.6	23.0	26.4	26.3
15	23.1	23.4	26.9	26.9
16	23.5	23.7	27.4	27.4
17	23.8	23.8	27.8	27.7
18	24.0	24.0	28.0	28.0

附表7　含蛋白质丰富的食物（g/100g）

食物名称	蛋白质	食物名称	蛋白质
牛奶	3.0	猪肝	22.7
酸奶	3.1	猪腰	15.2
鸡蛋	13.3	牛肚	12.1
瘦猪肉	21.3	小麦粉	10.9
瘦牛肉	19.8	大米	8.0
瘦羊肉	17.1	玉米面	9.2
鸡肉	19.1	黄豆	35.6
鸡腿	17.2	豆腐	11.0
鸭肉	17.3	红小豆	20.1
黄鱼	20.2	绿豆	20.6
带鱼	21.2	花生	26.6
鲤鱼	18.2	香菇	20.1
鲢鱼	17.4	木耳	12.4
对虾	16.5	海带（鲜）	4.0
海蟹	12.2	紫菜	28.2

附表8　含糖类（碳水化合物）丰富的食物（g/100g）

大类	名称	糖类	名称	糖类
粮食类	稻米	78.6	小米	71.9
	富强粉	75.8	黑米	70.4
	荞麦面	74.8	玉米	67.5
豆类	绿豆	60.2	蚕豆	57.1
	红小豆	59.6	黄豆	19.5
块根类	甘薯	28.2	芋头	15.3
	马铃薯	19.4	山药	13.9
干果类	莲子（干）	58.9	炒花生仁	21.2
	鲜板栗	44.4	炒葵花籽	12.5
纯糖类	纯白糖	98.6	蜂蜜	80.2

附表9　含脂肪丰富的食物（g/100g）

大类	脂肪	食物名称	脂肪
植物油	100	黄油	89.9
核桃	65.6	猪油	87.6
松仁	58.5	北京填鸭	41.3
葵花籽	52.8	猪肉（五花）	30.9
花生	51.9	猪（里脊）	10.5
芝麻	48.0	猪肝	5.7
腐竹	26.2	牛肉（五花）	6.3
黄豆	19.0	羊肉（后腿）	4.0
豆腐（北）	4.6	鸡	9.6
白豆腐干	7.1	鸡蛋	9.1
豆浆	1.0	牛奶	2.9

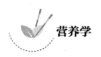
附表10　含钙丰富的食物（mg/100g）

食物名称	钙	食物名称	钙
虾皮	1037	木耳	295
牛乳	161	炒花生仁	284
海蟹	207	豆腐干	179
水发海参	236	香菇	172
麻酱	1394	芹菜（茎）	152
黑芝麻	814	芹菜（叶）	366
海带（鲜）	445	炒葵花籽	332
紫菜	422	油菜	148

附表11　含铁丰富的食物（mg/100g）

食物名称	铁	食物名称	铁
海蜇皮	17.6	黄豆	8.3
虾米皮	16.5	木耳	6.3
鸡肝	8.5	炒西瓜子	5.9
猪肝	7.9	小米	5.6
猪腰	3.9	小红枣	2.7
牛肉	2.3	小白菜	2.1
鸡蛋	1.2	小麦粉	1.5
芝麻酱	10.1		

附表12　含锌丰富的食物（mg/100g）

食物名称	锌	食物名称	锌
牡蛎	13.25	牛奶	3.36
蚌肉	8.50	螃蟹	2.98
炒西瓜子	6.47	鲫鱼	2.75
芝麻酱	6.24	鸡肝	2.64
松仁	5.49	对虾	2.62
黑芝麻	5.00	鸡胗	2.55
海米	4.65	鹌鹑蛋	2.32

食物名称	锌	食物名称	锌
猪肝	3.86	虾皮	2.28
黑米	3.79		

附表13　含维生素A丰富的食物（μg/100g）

食物名称	维生素 A	食物名称	维生素 A
牛肝	5490	鸡蛋	310
羊肝	8970	鸡翅	68
猪肝	2610	牛奶（强化）	66
鸡肝	15270	河蟹	1788
鸭肝	2670	猪腰	41
鸡心	910	酸奶	26
奶油	1042		

附表14　含胡萝卜素丰富的食物（mg/100g）

食物名称	胡萝卜素	食物名称	胡萝卜素
菠菜	13.32	柑橘	0.82
小白菜	5.33	青豆	0.75
胡萝卜	4.81	莴笋叶	0.72
金针菜	2.63	海棠	0.71
紫菜	2.42	柿子椒	0.62
南瓜	2.40	豆油	0.52
哈密瓜	0.92	花生	0.45
红心甘薯	0.21	番茄	0.38
西瓜	12.00	芝麻酱	0.19

附表15　含维生素B_1丰富的食物（mg/100g）

食物名称	维生素 B_1	食物名称	维生素 B_1
稻米	0.22	鲜蘑	0.11
标准粉	0.40	猪里脊	0.54
富强粉	0.18	猪肝	0.20

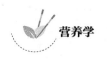

续表

食物名称	维生素 B_1	食物名称	维生素 B_1
小米	0.67	猪肾（腰子）	0.32
玉米面（黄）	0.30	鸡心	0.46
黄豆	0.83	鸡蛋	0.15
红小豆	0.25	牛奶	0.02
绿豆	0.78	菜花	0.13
花生仁（炒）	0.12	蒜苗	0.17
葵花籽（炒）	0.43	青蒜	0.10
黑芝麻	0.74	芹菜	0.05

附表16　含维生素B_2丰富的食物（mg/100g）

食物名称	维生素 B_2	食物名称	维生素 B_2
猪肝	2.41	紫菜	1.10
猪腰	1.39	冬菇	0.92
鸭肉	0.34	黑芝麻	0.30
鸡心	0.26	芹菜叶	0.20
鸡蛋	0.26	芝麻酱	0.16
羊肉	0.26	鲜玉米	0.12
牛肉	0.24	鲜豌豆	0.29
黄鳝	0.20	炒花生仁	0.10
猪肉	0.14	炒葵花籽	0.26

附表17　含维生素C丰富的食物（mg/100g）

食物名称	维生素 C	食物名称	维生素 C
枣	297	小红萝卜	33
草莓	35	鲜毛豆	29
橙	22	白萝卜	27
红果	19	白菜	21
苦瓜	125	菜花	17
甘蓝	73	菠菜	15

附表18　含膳食纤维丰富的食物（mg/100g）

种类	食物名称	膳食纤维	食物名称	膳食纤维
谷类及其制品	大麦粉	6.5	大豆粉（全脂）	11.9
	麦麸	44.0	大豆粉（低脂）	14.3
	全麦面粉	9.6	面包（全麦粉）	8.5
	"八五"面	7.5	面包（标准粉）	5.1
	富强粉	3.0	面包（富强粉）	2.7
	燕麦片	7.0	玉米片（干）	11.0
	白米	2.4		
果类	苹果肉	2.0	橙子	0
	鲜杏	2.1	鲜桃	1.4
	杏干	24.0	桃干	14.3
	罐头杏	1.3	梨（肉）	2.3
	香蕉	3.4	梨（皮）	8.5
	殷桃	1.7	梨（罐头）	1.7
	干枣	8.7	菠萝（鲜）	1.2
	葡萄（紫）	0.4	菠萝（罐头）	0.9
	葡萄（白）	0.9	李子	2.1
	葡萄（整）	5.2	梅子干	16.1
	柠檬（整）	0	草莓（鲜）	2.3
	橙子（鲜）	2.0	草莓（罐头）	1.0
	葡萄（干）	6.8	蜜橘	1.9
硬果	杏仁	6.8	花生仁	7.6
	栗子	13.6	核桃	5.2
	椰子	8.1	榛子	6.1

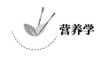

营养学

续表

种类	食物名称	膳食纤维	食物名称	膳食纤维
蔬菜	芦笋（煮）	1.5	青椒	0.9
	蚕豆（煮）	4.2	土豆	2.1
	豌豆（鲜）	5.2	南瓜	0.5
	豌豆（干）	16.7	小水萝卜	1.0
	架扁豆	2.9	老玉米	3.7
	豆芽菜	3.0	黄瓜	0.4
	圆白菜	3.7	菠菜	6.3
	胡萝卜	2.9	红薯	2.5
	菜花	2.1	番茄（生）	1.5
	芹菜	1.8	番茄（罐头）	0.9
	韭菜	3.1	萝卜	2.8
	生菜	1.5	山药	4.1
	鲜蘑	2.5	荠菜	3.7
	洋葱	1.3		

附表19　个人健康评估参考表

姓名_____性别____年龄____婚姻____职业_____文化程度_____;
联系方式_____;

体格与实验室检查

身高_____;体重_____;体脂_____;腰围_____;BMI_____;
血压_____;脉搏_____;头发_____;眼_____;口唇_____;脸色_____;
皮肤_____;甲床_____;关节_____;淋巴结_____;其他____;
血红蛋白（Hb）_____　红细胞计数（RBC）:_____
总蛋白（TP）:_____　白蛋白（A）:_____　球蛋白（G）:_____
血清甘油三脂（TG）:_____　血清胆固醇CH :_____
高密度脂蛋白HDL :_____　低密度脂蛋白LDL :_____
血糖BS_____　血尿酸_____　尿素氮BUN肌肝Cr4 :_____
肝功能:○正常　不正常_____;尿常规:○正常　不正常_____;
大便常规:○正常　不正常_____;心电图EKG :　○正常 不正常_____;

营养状态

良好:皮肤黏膜红润光泽有弹性皮下脂肪丰满肌肉结实
不良:皮肤黏膜干燥、弹性差、皮下脂肪、菲薄、肌肉、松弛
中等:二者之间
既往病史:○无有____　家族史:○无有____

饮食状况

每天饮食品种数量
主食:谷类○　粗粮○　约____克
蔬菜类:○红　○绿　○黄　○黑　○白　约____克　水果:○每天吃　○不定 约____克
禽肉蛋类:○禽　○蛋　○鱼虾　约____克（总量）　豆制品:○每天吃　○不定 约____克
奶类:○牛奶　○酸奶　○奶粉　烹调油:○豆　○玉米　○花生　○菜　○橄榄　○茶
盐:○ <6克,　○ >6克　烹调　○油植物　○动物　口味　○浓　○清淡　○辛辣

生活习惯

起居规律:○是　○否　二便正常:○是　○否　睡眠:○11点～5点深眠　○失眠
水6～8杯　○有　○无　○白开水　○茶　○饮料烟　○抽数量　○不抽
酒:○喝不喝　○量____

运动锻练

出行:○步行　○自行车　○电瓶车公交车小车　○每天步行 <6千步　○ >6千步
每周锻练 <3次　○每周锻练 >3次　平均时间____　○有氧　○无氧精神压力　○大　○一般
○小
整体评估　○健康　○亚健康　○ 疾病
主要问题:_____
_____
建 议:_____
_____

营养师_____　___年___月___日